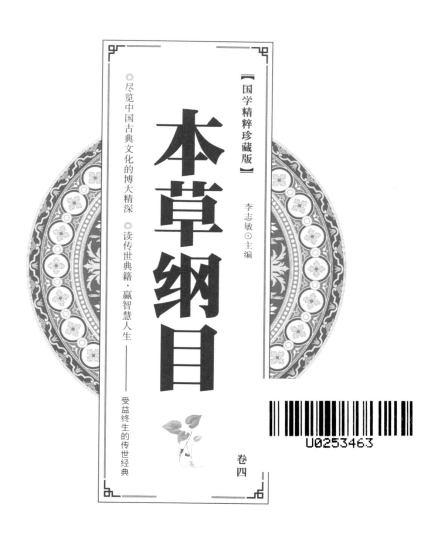

【国学精粹珍藏版】

◎尽览中国古典文化的博大精深 ◎读传世典籍·赢智慧人生——受益终生的传世经典

本草纲目

李志敏◎主编

卷四

U0253463

民主与建设出版社

第二十三卷 谷部（二）

稷（《别录》上品）

【释名】

穄（音祭）

粢（音咨）

〔时珍曰〕稷从禾从畟，畟音即，谐声也。又进力治稼也。《诗》云："畟畟良耜"是矣。种稷者必畟畟进力也。南人承北音，呼稷为穄，谓其米可供祭也。《礼》记：祭宗庙稷曰明粢。《尔雅》云：粢，稷也。萝愿云：稷、穄、粢皆一物，语音之轻重耳。赤者名虋，白者名芑，黑者名秬，注见黍下。

【集解】

〔弘景曰〕稷米人亦不识，书记多云黍与稷相似。又注《黍米》云：穄米与黍米相似，而粒珠大，食之不宜人，言发宿病。《诗》云：黍稷稻粱，禾麻菽麦。此八谷也，俗犹莫能辨证，况芝英乎？

〔苏恭曰〕《吕氏春秋》云：饭之美者，有阳山之穄。高诱注云：关西谓之糜（音靡），冀州谓之䅟（音牵去声）。《广雅》云：䅟，穄也。《礼记》云：稷曰明粢。《尔雅》云：粢，稷也。《说文》云"稷乃五谷长"，田正也。此乃官名，非谷号也。先儒以稷为粟类，或言粟之上者，皆说其义，而不知其实也。按氾胜之种植书，有黍不言稷。本草有稷不载穄，穄即稷也。楚人谓之稷，关中谓之糜，呼其米为黄米。其苗与黍同类，故呼黍为秫秫。陶言与黍相似者，得之矣。

〔藏器曰〕稷、穄一物也，塞北最多，如黍黑色。

〔诜曰〕稷在八谷之中，最为下苗。黍乃作酒，此乃作饭，用之殊涂。

〔颂曰〕稷米，出粟处皆能种之。今人不甚珍此，惟祠事用之。农家惟以备他谷之不熟，则为粮耳。

〔宗奭曰〕稷米今谓之穄米，先诸米熟，其香可爱，故取以供祭祀。然发故疾，只堪作饭，不粘，其味淡。

〔时珍曰〕稷与黍，一类二种也。粘者为黍，不粘者为稷。稷可作饭，黍可酿酒。犹稻之有粳与糯也。陈藏器独指黑黍为稷，亦偏矣。稷黍之苗似粟而低小有毛，结子成枝而殊散，其粒如粟而光滑。三月下种，五六月可收，亦有七八月收者。其色有赤、白、黄、黑数种，黑者禾稍高，今俗通呼为黍子，不复呼稷矣。北边地寒，种之有补。河西出者，颗粒尤硬。稷熟最早，作饭疏爽香美，为五谷之长而属土，故祠谷神者以稷配社。五谷不可遍祭，祭其长以该之也。上古以厉山氏之子为稷主，至成汤始易以后稷，皆有功于农事者云。

【正误】

〔吴瑞曰〕稷苗似芦，粒亦大，南人呼为芦穄。孙炎正义云：稷即粟也。

〔时珍曰〕稷黍之苗虽颇似粟，而结子不同。粟穗丛聚攒簇，稷黍之粒疏散成枝。孙氏谓稷为粟，误矣。芦穄即蜀黍也，其茎苗高大如芦。而今之祭祀者，不知稷即黍之不粘者，往往以芦穄为稷，故吴氏亦袭其误也。今并正之。

稷米

【气味】

甘，寒，无毒。

〔诜曰〕多食，发二十六种冷病气。不与瓠子同食，发冷病，但饮黍穰汁即瘥。又不可与附子同服。

【主治】

益气，补不足。（《别录》）

治热，压丹石毒发热，解苦瓠毒。（《日华》）

作饭食，安中利胃宜脾。（《心镜》）

凉血解暑。（时珍《生生编》）

【发明】

〔时珍曰〕按孙真人云：稷，脾之谷也。脾病宜食之。氾胜之云：烧黍稷则瓠死，此物性相制也。稷米、黍穰，能解苦瓠之毒。淮南万毕术云：祠冢之黍，啖儿令不思母。此亦有所厌耶？

【附方】新四。

补中益气羊肉一脚，熬汤，入河西稷米、葱、盐，煮粥食之。《饮膳正要》。

卒㿏不止粢米粉，井华水服之良。《肘后》。

痈疽发背粢米粉熬黑，以鸡子白

和涂练上，剪孔贴之，干则易，神效。（葛氏方）。

辟除瘟疫令不相染。以稃米为末，顿服之。《肘后方》。

根

【主治】

心气痛，产难。（时珍）

【附方】新二。

心气疼痛高粱根煎汤温服，其效。

横生难产重阳日取高粱根（名瓜龙）阴干，烧存性，研末。酒服二钱，即下。

黍（《别录》中品）

【校正】

《别录》中品，丹黍米今并为一。

【释名】

赤黍曰虋，音门。曰穈，音糜。白黍曰芑，音起。黑黍曰秬，音距。一稃二米曰秠，音疋。并《尔雅》。

〔时珍曰〕按许慎说文云：黍可为酒，从禾入水为意也。魏子才《六书精蕴》云：禾下从氽，像细粒散垂之形。氾胜之云：黍者暑也。待暑而生，暑后乃成也。《诗》云：诞降嘉种，维秬维秠，维穈维芑。穈即虋，

音转也。郭璞以虋芑为粱粟，以秠即黑黍之二米者，萝愿以秠为来牟，皆非矣。

【集解】

〔弘景曰〕黍，荆、郢州及江北皆种之。其苗如芦而异于粟，粒亦大。今人多呼秫粟为黍，非矣。北人作黍饭，方药酿黍米酒，皆用秫黍也。《别录》丹黍米，即赤黍米也。亦出北间，江东时有，而非土所宜，多入神药用。又有黑黍名秬，酿酒，供祭祀用。

〔恭曰〕黍有数种。其苗亦不似芦，虽似粟而非粟也。

〔颂曰〕今汴、洛、河、陕间皆种之。《尔雅》云：虋，赤苗。芑，白苗。秬，黑黍。是也。李巡云：秠是黑黍中一稃有二米者。古之定律者，以上党秬黍之中者累之，以生律度衡量。后人取此黍定之，终不能协律。或云：秬乃黍之中者，一稃二米之黍也。此黍得天地中和之气而生，盖不常有。有则一穗皆同，二米粒并均匀无小大，故可定律。他黍则不然。地有肥瘠，岁有凶穰，故米有大小不常矣。今上党民间，或值丰岁，往往得二米者。但稀阔，故不以充贡尔。

〔时珍曰〕黍乃稷之粘者。亦有赤、白、黄、黑数种，其苗色亦然。

郭义恭《广志》有赤黍、白黍、黄黍、大黑黍、牛黍、燕颔、马革、驴皮、稻尾诸名。俱以三月种者为上时，五月即熟。四月种者为中时，七月即熟。五月种者为下时，八月乃熟。《诗》云秬秠一稃，则黍之为酒尚也。白者亚于糯，赤者最粘，可蒸食，俱可作饧。古人以黍粘履，以黍雪桃，皆取其粘也。菰叶裹成粽食，谓之角黍。《淮南万毕术》云：获黍置沟，即生蛴螬。

【正误】

〔颂曰〕粘者为秫，可以酿酒，北人谓为黄米，亦曰黄糯；不粘者为黍，可食。如稻之有粳、糯也。

〔时珍曰〕此误以黍为稷，以秫为黍也。盖稷之粘者为黍，粟之粘者为秫，粳之粘者为糯。《别录》本文著黍、秫、糯、稻之性味功用甚明，而注者不谙，往往谬误如此。今俗不知分别，通呼秫与黍为黄米矣。

黍米此通指诸黍米也。

【气味】

甘，温，无毒。久食令人多热，烦。《别录》

〔诜曰〕性寒，有小毒，发故疾。久食昏五脏，令人好睡，缓人筋骨，绝血脉。小儿多食，令久不能行。小猫、犬食之，其脚蹑屈。合葵菜食，成痼疾。合牛肉、白酒食，生寸白虫。

〔李廷飞曰〕五种黍米，多食闭气。

【主治】

益气，补中。（《别录》）

烧灰和油，涂杖疮，止痛，不作瘢。（孟诜）

嚼浓汁，涂小儿鹅口疮，有效。（时珍）

【发明】

〔思邈曰〕黍米，肺之谷也。肺病宜食之。主益气。

〔时珍曰〕按萝愿云：黍者暑也。以其象火，为南方之谷。盖黍最粘滞，与糯米同性，其气温暖，故功能补肺，而多食作烦热，缓筋骨也。孟氏谓其性寒，非矣。

【附方】旧二，新二。

男子阴易黍米二两，煮薄粥，和酒饮，发汗即愈。《圣济总录》。

心痛不瘥四十年者。黍米淘汁，温服随意。《经验方》。

汤火灼伤未成疮者。黍米、女麴等分，各炒焦研末，鸡子白调涂之。煮粥亦可。《肘后方》。

闪肭脱臼赤黑肿痛。用黍米粉、铁浆粉各半斤，葱一斤，同炒存性，研末。以醋调服三次后，水调入少醋贴之。《集成》。

丹黍米（《别录》中品）

即赤黍也。《尔雅》谓之虋。

〔瑞曰〕浙人呼为红莲米。江南多白黍，间有红者，呼为赤虾米。

〔宗奭曰〕丹黍皮赤，其米黄。惟可为糜，不堪为饭，粘着难解。

〔原曰〕穗熟色赤，故属火。北人以之酿酒作糕。

【气味】

甘，微寒，无毒。

〔思邈曰〕微温。

〔大明曰〕温，有小毒。不可合蜜及葵同食。

〔宗奭曰〕动风性热，多食难消。余同黍米。

【主治】

咳逆上气，霍乱，止泄痢，除热，止烦渴。（《别录》）

下气，止咳嗽，退热。（《大明》）

治鳖瘕，以新熟者淘泔汁，生服一升，不过三二度愈。（孟诜）

【附方】 旧二，新二。

男子阴易用丹黍米三两，煮薄，酒和饮，令发汗即愈。《伤寒类要》。

小儿鹅口不乳者。丹黍米嚼汁涂之。《子母秘录》。

饮酒不醉取赤黍渍以狐血，阴干。酒饮时，取一丸置舌下含之，令人不醉。《万毕术方》。

令妇不妒取虋（即赤黍也）同薏苡等分，为丸。常服之，同上。

穰茎并根

【气味】

辛，热，有小毒。

〔诜曰〕醉卧黍穰，令人生厉。人家取其茎穗作提拂扫地，用以煮汁入药，更佳。

【主治】

煮汁饮之，解苦瓠毒。浴身，去浮肿。和小豆煮汁服，下小便。（孟诜）

烧灰酒服方寸匕，治妊娠尿血。舟黍根茎：煮汁服，利小便，止上喘。（时珍）

【附方】 旧一，新三。

通身水肿以黍茎扫帚煮汤浴之。

脚气冲心黍穰一石煮汁，入椒目一升，更煎十沸；渍脚，三四度愈。《外台秘要》。

天行豌疮不拘人畜。用黍穰浓煮汁洗之。一茎者是穄穰，不可用。《千金》。

疮肿伤风中水痛剧者。黍穰烧烟，熏令汗出，愈。《千金方》。

粟（《别录》中品）

【释名】

籼粟

〔时珍曰〕粟古文作奥，像穗在禾上之形。而《春秋》题辞云：粟乃金所立，米为阳之精，故西字合米为粟。此凿说也。许慎云：粟之为言续也。续于谷也。古者为粟为黍、稷、粱、秫之总称，而今之粟，故唐孟诜《本草》言人不识粟，而近世皆不识粱也。大抵粘者为秫，不粘者为粟。故呼此为籼粟，以别秫而配籼。北人谓之小米也。

【集解】

〔弘景曰〕粟，江南西间所种皆是。其粒细于粱，熟春令白，亦当白粱，呼为白粱粟，或呼为粢米。

〔恭曰〕粟类多种，而并细于诸粱。北土常食，与粱有别。粢乃稷米，陶注非矣。

〔诜曰〕粟，颗粒小者是，今人多不识之。其粢米粒粗大，随色别之。南方多田，种之极易。春粒细香美，少虚怯，只于灰中种之，又不锄治故也。北田所种多锄之，即难春；不锄即草翳死。都由土地使然尔。

〔时珍曰〕粟，即粱也。穗大而毛长粒粗者为粱，穗小而毛短粒细者为粟。苗俱似茅。种类凡数十，有青赤黄白黑诸色，或因姓氏姓名，或因形似时令，随义赋名。故早则有赶麦黄、百日粮之类，中则有八月黄、老军头之类，晚则有雁头青、寒露粟之类。按贾思勰《齐民要术》云：粟之成熟有早晚，苗秆有高下，收实有息耗，质性有强弱，米味有美恶，山泽有异宜。顺天时，量地利，则用力少而成功多；任性返道，劳而无获。大抵早粟皮薄米实，晚粟皮厚米少。

粟米（即小米）

【气味】

咸，微寒，无毒。

〔时珍曰〕咸、淡。

〔宗奭曰〕生者难化。熟者滞气，隔食，生虫。

〔藏器曰〕胃冷者不宜多食。粟浸水至败者，损人。

〔瑞曰〕与杏仁同食，令人吐泻。雁食粟，足重不能飞。

【主治】

养肾气，去脾胃中热，益气。陈者：苦，寒。治胃热消渴，利小便。（《别录》）

止痢，压丹石热。（孟诜）

水煮服，治热腹痛及鼻衄。为粉，和水滤汁，解诸毒，治霍乱及转筋入腹，又治卒得鬼打。（藏器）

解小麦毒，发热。（士良）

治反胃热痢。煮粥食，益丹田，补虚损，开肠胃。（时珍《生生编》）

【发明】

〔弘景曰〕陈粟乃三五年者，尤解烦闷，服食家亦将食之。

〔宗奭曰〕粟米利小便，故能益脾胃。

〔震亨曰〕粟属水与土。陈者最硬难化，得浆水乃化也。

〔时珍曰〕粟之味咸淡，气寒下渗，肾之谷也，肾病宜食之。虚热消浊泄痢，皆肾病也。渗利小便，所以泄肾邪也。降胃火，故脾胃之病宜食之。

【附方】旧五，新四。

胃热消渴以陈粟米炊饭，干食之，良。《医方心镜》。

反胃吐食脾胃气弱，食不消化，汤饮不下。用粟米半升杵粉，水丸梧子大。七枚煮熟，入少盐，空心和汁吞下。或云：纳醋中吞之，得下便已。《心镜》。

鼻衄不止粟米粉，水煮服之。《普济》。

婴孩初生七日，助谷神以导达肠胃。研粟米煮粥如饴。每日哺少许。（姚和众方）。

孩子赤丹嚼粟米傅之。《兵部手集》。

小儿重舌嚼粟米哺之。《秘录》。

杂物眯目不出。用生粟米七粒，嚼烂取汁，洗之即出。《总录》。

汤火灼伤粟米炒焦投水，澄取汁，煎稠如糖。频傅之，能止痛，灭瘢痕。一方：半生半炒，研末，酒调傅之。崔行功《纂要》。

熊虎爪伤嚼粟涂之。（葛氏方）。

粟泔汁

【主治】

霍乱卒热，心烦渴，饮数升立瘥。臭泔：止消渴，尤良。（苏恭）

酸泔及淀：洗皮肤瘙疥，杀虫。饮之，主五痔。和臭樗皮煎服，治小儿疳痢。（藏器）

【附方】新二。

眼热赤肿粟米泔淀极酸者、生地黄等分，研匀摊绢上，方圆二寸，贴目上熨之。干即易。《总录》。

疳疮月蚀寒食泔淀，傅之良。《千金》。

粟糠

【主治】

痔漏脱肛，和诸药熏之。（时珍）

粟奴

【主治】

利小肠，除烦满。（时珍）

【发明】

〔时珍曰〕粟奴，即粟苗成穗时生黑煤者。古方不用。《圣惠》治小肠结涩不通，心烦闷乱。有粟奴汤：用粟奴、苦竹须、小豆叶、炙甘草各一两，灯心十寸，葱白五寸，铜钱七文，水煎分服。取效乃止。

粟廪米见后陈廪米下。

粟糵米见后糵米下。

粟糗见后麨下。

阿芙蓉 （《纲目》）

【释名】

阿片

〔时珍曰〕俗作鸦片，名义未详。或云：阿，方音称我也。以其花色似芙蓉而得此名。

【集解】

〔时珍曰〕阿芙蓉前代罕闻，近方有用者，云是罂粟花之津液也。罂粟结青苞时，午后以大针刺其外面青皮，勿损里面硬皮，或三五处，次早津出，以竹刀刮，收入瓷器，阴干用之。故今市者犹有苞片在内。王氏《医林集要》言是天方国种红罂粟花，不令水淹头，七八月花谢后，刺青皮取之者。案此花五月实枯，安得七八月后尚有青皮？或方土不同乎？

【气味】

酸，涩，温，微毒。

【主治】

泻痢脱肛不止，能涩丈夫精气。（时珍）

【发明】

〔时珍曰〕俗人房中术用之。京师售一粒金丹，云通治百病，皆方伎家之术耳。

【附方】新四。

久痢阿芙蓉小豆许，空心温水化下，日一服。忌葱、蒜、浆水。若渴，饮蜜水解之。《集要》。

赤白痢下鸦片、木香、黄连、白术各一分，研末，饭丸小豆大。壮者一分，老幼半分，空心米饮下。忌酸物、生冷、油腻、茶、酒、面，无不止者。口渴，略饮米汤。一方：罂粟花未开时，外有两片青叶包之，花开即落，收取为末。每米饮服一钱，神效。赤痢用红花者，白痢用白花者。

一粒金丹 真阿芙蓉一分，粳米饭捣作三丸。每服一丸，未效再进一丸，不可多服。忌醋，令人肠断。风瘫，热酒下。口目㖞邪，羌活汤下。百节痛，独活汤下。正头风，羌活汤下。偏头风，川芎汤下。眩晕，防风汤下。阴毒，豆淋酒下。疟疾，桃、柳枝汤下。痰喘，葶苈汤下。久嗽，干姜、阿胶汤下。劳嗽，款冬花汤下。吐泄，藿香汤下。赤痢，黄连汤下。白痢，姜汤下。禁口痢，白术汤下。诸气痛，木香酒下。热痛，栀子汤下。脐下痛，灯心汤下。小肠气，川楝、茴香汤下。血气痛，乳香汤下。胁痛，热酒下。噎食，生姜、丁香汤下。女人血崩，五灵脂汤下。小儿慢脾风，砂仁汤下。龚云林《医鉴》。

稗（音败《纲目》）

【释名】

〔时珍曰〕稗乃禾之卑贱者也，故字从卑。

【集解】

〔弘景曰〕稗子亦可食。又有乌禾，生野中如稗，荒年可代粮而杀虫，煮以沃地，蝼、蚓皆死。

〔藏器曰〕稗有二种，一种黄白色，一种紫黑色。紫黑色似芑有毛，北人呼为乌禾。

〔时珍曰〕稗处处野生，最能乱苗。其茎叶穗粒并如黍稷。一斗可得米三升。故曰：五谷不熟，不如稊稗。稊苗似稗而穗如粟，有紫毛，即乌禾也。《尔雅》谓之 （音迭）。周定王曰：稗有水稗、旱稗。水稗生田中。旱稗苗叶似穆子，色深绿，根下叶带紫色。稍头出扁穗，结子如黍粒，茶褐色，味微苦，性温。以煮粥、炊饭、磨面食之皆宜。

稗米

【气味】

辛、甘、苦，微寒，无毒。

〔颖曰〕辛、脆。

【主治】

作饭食，益气宜脾，故曹植有芳菰精稗之称。（时珍）

苗根

【主治】

金疮及伤损，血出不已。捣傅或研末糁之即止，甚验。（时珍）

第二十四卷　谷部（三）

大　豆（《本经》中品）

【校正】

〔禹锡曰〕原附大豆黄卷下，今分出。

【释名】

朮俗作菽。

〔时珍曰〕豆，朮皆荚谷之总称也。篆文朮，像荚生附茎下垂之形。豆像子在荚中之形。《广雅》云：大豆，菽也。小豆，荅也。角曰荚，叶曰藿，茎曰萁。

【集解】

〔《别录》曰〕大豆生太山平泽，九月采之。

〔颂曰〕今处处种之。黑白二种，入药用黑者。紧小者为雄，用之尤佳。

〔宗奭曰〕大豆有绿、褐、黑三种。有大、小两类：大者出江、浙、湖南、湖北；小者生他处，入药力更佳。又可铠为腐食。

〔时珍曰〕大豆有黑、白、黄、褐、青、斑数色：黑者名乌豆，可入药，及充食，作豉；黄者可作腐，榨油，造酱；余但可作腐及炒食而已。皆以夏至前后下种，苗高三四尺，叶团有尖，秋开小白花成丛，结荚长寸余，经霜乃枯。按《吕氏春秋》云：得时之豆，长茎短足，其荚二七为族，多枝数节，大菽则圆，小菽则团。先时者，必长蔓，浮叶疏节，小荚不实。后时者，必短茎疏节，本虚不实。又氾胜之种植书云：夏至种豆，不用深耕。豆花憎见日，则黄烂而根焦矣。如岁所宜，以囊盛豆子，平量埋阴地，冬至后十五日发取量之，最多者种焉。盖大豆保岁易得，可以备凶年，小豆不保岁而难得也。

黑大豆

【气味】

甘，平，无毒。久服，令人身重。

〔岐伯曰〕生温，熟寒。

〔藏器曰〕大豆生平，炒食极热，煮食甚寒，作豉极冷，造酱及生黄卷则平。牛食之温，马食之冷。一体之中，用之数变。

〔之才曰〕恶五参、龙胆，得前胡、乌喙、杏仁、牡蛎、诸胆汁良。

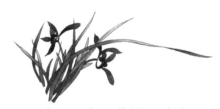

〔诜曰〕大豆黄屑忌猪肉。小儿以炒豆、猪肉同食，必壅气致死，十有八九。十岁已上不畏也。

〔时珍曰〕服蓖麻子者忌炒豆，犯之胀满致死。服厚朴者亦忌之，动气也。

【主治】

生研，涂痈肿。煮汁饮，杀鬼毒，止痛。（《本经》）

逐水胀，除胃中热痹，伤中淋露，下淤血，散五脏结积内寒。杀乌头毒。炒为屑，主胃中热，除痹去肿，止腹

胀消谷。（《别录》）

煮食，治温毒水肿。（《唐本》）

调中下气，通关脉，制金石药毒，牛马温毒。（《日华》）

煮汁，解礜石、砒石、甘遂、天雄、附子、射罔、巴豆、芫青、班蝥、百药之毒及蛊毒。入药，治下痢脐痛。冲酒，治风痉及阴毒腹痛。牛胆贮之，止消渴。（时珍）

炒黑，热投酒中饮之，治风痹瘫缓口噤，产后头风。食罢生吞半两，去心胸烦热，热风恍惚，明水镇心，温补。久服，好颜色，变白不老。煮食性寒，下热气肿，压丹石烦热。消肿。（藏器）

主中风脚弱，产后诸疾。同甘草煮汤饮，去一切热毒气，治风毒脚气。煮食，治心痛筋挛膝痛胀满。同桑柴灰煮食，下水鼓腹胀。和饭捣，涂一切毒肿。疗男女人阴肿，以绵裹纳之。（孟诜）

治肾病，利水下气，制诸风热，活血，解诸毒。（时珍）

【发明】

〔颂曰〕仙方修治末服之，可以辟谷度饥。然多食令人体重，久则如故也。

〔甄权曰〕每食后磨拭吞三十粒，令人长生。初服时似身重，一年以后，

便觉身轻，又益阳道也。

〔颖曰〕陶华以黑豆入盐煮，常时食之，云能补肾。盖豆乃肾之谷，其形类肾，而又黑色通肾，引之以盐，所以妙也。

〔时珍曰〕按《养老书》云：李守愚每晨水吞黑豆二七枚，谓之五脏谷，到老不衰。夫豆有五色，各治五脏。惟黑豆属水性寒，为肾之谷，入肾功多，故能治水消胀下气，制风热而活血解毒，所谓同气相求也。又按古方称大豆解百药毒，予每试之大不然；又加甘草，其验乃奇。如此之事，不可不知。

【附方】旧三十二，新三十四。

服食大豆令人长肌肤，益颜色，填骨髓，加气力，补虚能食，不过两剂。大豆五升，如作酱法，取黄捣末，以猪肪炼膏和，丸梧子大。每服五十丸至百丸，温酒下。神验秘方也。肥人不可服之。《延年秘录》。

救荒济饥《博物志》云：左慈荒年法：用大豆粒细调匀者，生熟按令光，暖彻豆内。先日不食，以冷水顿服讫。一切鱼肉菜果，不得复经口。渴即饮冷水。初小困，十数日后，体力壮健，不复思食也。黄山谷救荒法：黑豆、贯众各一升，煮熟去众，晒干。每日空心啖五七粒。食百木枝叶皆有味，可饱也。《王氏农书》云：辟谷之方，见于石刻。水旱虫荒，国有代有，甚则怀金立鹄，易子炊骸。为民父母者，不可不知此法也。昔晋惠帝永宁二年，黄门侍郎刘景先表奏：臣遇太白山隐氏，传济饥辟谷仙方。臣家大小七十余口，更不食别物。若不如斯，臣一家甘受刑戮。其方：用大豆五斗淘净，蒸三遍去皮。用大麻子三斗浸一宿，亦蒸三遍，令口开取仁。各捣为末，和捣作团如拳大。入甑为蒸，从戌至子时止，寅时出甑，午时晒干为末。干服之，以饱为度。不得食一切物。第一顿得七日不饥，第二顿得四十九日不饥，第三顿三百日不饥，第四顿得二千四百日不饥，更不必服，永不饥也。不问老少，但依法服食，令人强壮，容貌红白，永不憔悴。口渴，即研大麻子汤饮之，转更滋润脏腑。若要重吃物，用葵子三合研末，煎汤冷服，取下药如金色，任吃诸物，并无所损。前知随州朱颂教民用之有验，序其首尾，勒石于汉阳大别山太平兴国寺。又方：用黑豆五斗淘净，蒸三蒸，晒干，去皮为末。秋麻子三升，浸去皮，晒研。糯米三斗作粥，和捣为剂如拳大，入甑中蒸一宿，取晒为末。用红小枣五斗，煮去皮核，和为剂如拳大，再蒸一夜。

服之，至饱为度。如渴，饮麻子水，便滋润脏腑也。脂麻亦可。但不得食一切之物。

炒豆紫汤 颂曰：古方有紫汤，破血去风，除气防热，产后两日，尤宜服之。用乌豆五升，清酒一斗，炒令烟绝，投酒中，待酒紫赤色，去豆。量性服之，可日夜三盏，神验。中风口噤，加鸡屎白二升和炒，投之。

豆淋酒法 宗奭曰：治产后百病，或血热，觉有余血水气，或中风困笃，或背强口噤，或但烦热瘈疭口渴，或身头皆肿，或身痒呕逆直视，或手足顽痹，头旋眼眩，此皆虚热中风也。用大豆三升熬熟，至微烟出，入瓶中，以酒五升沃，日经一日以上。服酒一升，温覆令少汗出，身润即愈。口噤者，加独活半斤，微微捶破，同沃之。产后宜常服，以防风气，又消结血。

中风口喝 即上方，日服一升。《千金》。

头风头痛 即上方，密封七日，温服。《千金》。

破伤中风 口噤。《千金方》：用大豆一升，熬去腥气，勿使太熟，杵末，蒸令气遍，取下甑，以酒一升淋之。温服一升，取汁。傅膏疮上，即愈。《经验方》：用黑豆四十枚，朱砂二十文，同研末。以酒半盏，调服之。

颈项强硬 不得顾视。大豆一升，蒸变色，囊裹枕之。《千金》。

暴得风疾 四肢挛缩不能行。取大豆三升，淘净湿蒸，以醋二升，倾入瓶中，铺于地上，设席豆上，令病人卧之。仍重盖五六层衣，豆冷渐渐却衣。仍令一人于被内引挽挛急处。更蒸豆再作，并饮荆沥汤。如此三日三夜即休。《崔氏纂要》。

风入脏中 治新久肿，风入脏中。以大豆一斗，水五斗，煮取一斗二升，去滓。入美酒斗半，煎取九升。旦服取汗，神验。《千金翼》。

风毒攻心 烦躁恍惚。大豆半升淘净，以水二升，煮取七合，食后服之。《心镜》。

卒风不语 大豆煮汁，煎稠如饴，含之，并饮汁。《肘后方》。

喉痹不语 同上法。《千金》。

卒然失音 诜曰：用生大豆一升，青竹算子四十九枚，长四寸，阔一分，水煮熟，日夜二服瘥。

热毒攻眼 赤痛睑浮。用黑豆一升，分作十袋，沸汤中蒸过，更互熨之，三遍则愈。《普济方》。

卒然中恶 大豆二七枚，鸡子黄一个，酒半升，和匀顿服。《千金》。

阴毒伤寒 危笃者。用黑豆炒干投酒，热饮或灌之。吐则复饮，汗出为度。《居家必用》。

肠痛如打 大豆半斤熬焦，入酒一升煮沸，饮取醉。《肘后》。

腰胁卒痛 大豆炒二升，酒三升，煮二升，顿服。《肘后》。

卒然腰痛 大豆六升，水拌湿，炒热，布裹熨之，冷即易。乃张文仲所处方也。《延年秘录》。

脚气冲心 烦闷不识人。以大豆一升，水三升，浓煮汁服。未定，再服。《广利方》。

身面浮肿 《千金》：用乌豆一升，水五升，煮汁三升，入酒五升，更煮三升，分温三服。不瘥再合。王璆《百一选方》：用乌豆煮至皮干，为末。每服二钱，米饮下。建炎初，吴内翰女孙忽发肿凸，吴检外台得此方，服之立效。

新久水肿 大豆一斗，清水一斗，煮取八升，去豆，入薄酒八升，再煎取八升服之。再三服，水当从小便中出。《范汪方》。

腹中痞硬 夏秋之交，露坐夜久，腹中痞，如群石在腹。用大豆半升，生姜八分，水三升，煎一升，已来，顿服瘥。《经验方》。

霍乱胀痛 大豆生研，水服方寸匕。《普济》。

水痢不止 大豆一升，炒白术半两，

为末。每服三钱，米饮下。《指南方》。

赤痢脐痛 黑豆、茱萸子二件，搓摩，吞咽之，良。《经验》。

赤白下痢 方见猪胆。

男子便血 黑豆一升，炒焦研末，热酒淋之，去豆饮酒，神效。《活人心统》。

一切下血 雄黑豆紧小者，以皂角汤微浸，炒熟去皮为末，炼猪脂和，丸梧子大。每服三十丸，陈米饮下。华佗《中藏经》。

小儿沙淋 黑豆一百二十个，生甘草一寸，新水煮热，入滑石末，乘热饮之，良。《全幼心鉴》。

肾虚消渴 难治者。黑大豆炒、天花粉等分，为末，糊丸梧子大。每黑豆汤下七十丸，日二。名救活丸。《普济妙方》。

消渴饮水 乌豆置牛胆中，阴干百日，吞尽即瘥。《肘后方》。

昼夜不眠 以新布火炙熨目，并蒸大豆，更番囊盛枕之，冷即易，终夜常枕之，即愈。《肘后方》。

疫疠发肿 大黑豆二合炒熟，炙甘草一钱，水一盏煎汁，时时饮之。《夷坚志》云：靖康二年春，京师大疫。有异人书此方于壁间，用之立验也。

乳石发热 乌豆二升，水九升，铜器煮五升汁，熬稠一升，饮之。《外台秘要》。

解礜砒毒 大豆煮汁饮之，良。《肘后》。

酒食诸毒 大豆一升，煮汁服，得吐即愈。《广记》。

解诸鱼毒 大豆煮汁饮之。《卫生方》。

解巴豆毒 下利不止。大豆煮汁一升，饮之。《肘后方》。

恶刺疮痛 大豆煮汁渍之，取瘥。《千金方》。

汤火灼疮 大豆煮汁之，易愈，无斑。《子母秘录》。

打头青肿 豆黄末饮傅之。《千金方》。

折伤堕坠 淤血在腹，气短。大豆五升，水一斗，煮汁二升，顿服。剧者不过三作。《千金方》。

豌疮烦躁 大豆煮汁饮之，佳。《子母秘录》。

痘疮湿烂 黑大豆研末，傅之。

小儿头疮 黑豆炒存性研，水调傅之。《普济方》。

身面疣目 七月七日，以大豆拭疣上三过。使本人种豆于南向屋东头第二溜中。豆生叶，以热汤沃杀，即愈。《外台秘要》。

染发令乌 醋煮黑大豆，去豆煎稠，染之，《千金》。

牙齿不生 不拘大人小儿，年多者。用黑豆三十粒，牛粪火内烧令烟尽，研入麝香少许。先以针挑破血出，以少许揩之。不得见风，忌酸咸物。《经验方》。

牙齿疼痛 黑豆煮酒，频频漱之，良。周密《冶然斋抄》。

月经不断 用前紫汤服之，佳。

妊娠腰痛 大豆一升，酒三升，煮七合，空心饮之。《心镜》。

子死腹中 月数未足，母欲闷绝者。用大豆三升，以醋煮浓汁。顿服，立出。《产乳》。

胞衣不下 大豆半斤，醇酒三升，煮一升半，分三服。《产书》。

辟禳时气 以新布盛大豆一斗，纳井中一宿取出。每服七粒，佳。《类要》。

菜中蛇蛊 蛇毒入菜果中，食令人得病，名蛇蛊。大豆为末，酒渍绞汁，服半升。

身如虫行 大豆水渍绞浆、旦旦洗之，或加少面，沐发亦良。《千金方》。

小儿丹毒 浓煮大豆汁，涂之甚良。《千金》。

风疽疮疥 凡脚踹及肕腋中痒，搔

则黄汁出者，是也。以青竹筒三尺，着大豆一升在内，以马屎、糠火烧熏，器两头取汁，搽之。先以泔清和盐洗之。不过三度，极效。《千金》。

肝虚目暗迎风下泪。用腊月牯牛胆，盛黑豆悬风处。取出，每夜吞三七粒，久久自明。《龙木论》。

小儿胎热黑豆二钱，甘草一钱，入灯心七寸，淡竹叶一片，水煎。《全幼心鉴》。

天蛇头指痛臭甚者。黑豆生研末，入茧内，笼之。《济急方》。

大豆皮

【主治】

生用，疗痘疮目翳。嚼烂，傅小儿尿灰疮。（时珍）

豆叶

【主治】

捣傅蛇咬，频易取瘥。时珍。出《广利方》。

【发明】

〔时珍曰〕按《抱朴子内篇》云：相国张文蔚庄内有鼠狼穴，养四子为蛇所吞。鼠狼雌雄情切，乃于穴外坋土壅穴。俟蛇出头，度其回转不便，当腰咬断而劈腹，衔出四子，尚有气。置于穴外，衔豆叶嚼而傅之，皆活。后人以豆叶治蛇咬，盖本于此。

【附方】新二。

止渴急方大豆苗嫩者三五十茎，涂酥炙黄为末。每服二钱，人参汤下。《圣济总录》。

小便血淋大豆叶一把，水四升，煮二升，器服。《圣惠方》。

花

【主治】

主目盲，翳膜。（时珍）

蚕 豆 （《食物》）

【释名】

胡豆

〔时珍曰〕豆荚状如老蚕，故名。王祯《农书》谓其蚕时始熟故名。亦通。吴瑞《本草》以此为豌豆，误矣。此豆种亦自西胡来，虽与豌豆同名、同时种，而形性迥别。《太平御览》云：张骞使外国，得胡豆种归。指此也。今蜀人呼此为胡豆，而豌豆不复名胡豆矣。

【集解】

〔时珍曰〕蚕豆南土种之，蜀中

尤多。八月下种，冬生嫩苗可茹。方茎中空。叶状如匙头，本圆末尖，面绿背白，柔厚，一枝三叶。二月开花如蛾状，紫白色，又如豇豆花。结角连缀如大豆，颇似蚕形。蜀人收其子以备荒歉。

【气味】

甘、微辛，平、无毒。

【主治】

快胃，和脏腑。（汪颖）

【发明】

〔时珍曰〕蚕豆本草失载。《万表积善堂方》言：一女子误吞针入腹。诸医不能治。一人教令者蚕豆同韭菜食之，针自大便同出。此亦可验其性之利脏腑也。

苗

【气味】

苦、微甘，温。

【主治】

酒醉不省，油盐炒熟，煮汤灌之，效。（颖）

黄大豆 （《食鉴》）

【集解】

〔时珍曰〕大豆有黑、青、黄、白、斑数色，惟黑者入药，而黄、白豆炒食作腐，造酱笮油，盛为时用，不可不知别其性味也。周宪王曰：黄豆苗高一二尺，叶似黑大豆叶而大，结角比黑豆角稍肥大，其荚、叶嫩时可食，甘美。

【气味】

甘，温，无毒。

〔时珍曰〕生温，炒热微毒。多食，壅气生痰动嗽，令人身重，发面黄疮疥。

【主治】

宽中下气，利大肠，消水胀肿毒。（宁原）

研末，熟水和，涂痘后痈。（时珍）

【附方】 新一。

痘后生疮 黄豆烧黑研末，香油调涂。

豆油

【气味】

辛，甘，热，微毒。

【主治】

涂疮疥，解发腫。（时珍）

秸

【主治】

烧灰，入点痣、去恶肉药。（时珍）

白　豆（宋《嘉祐》）

【释名】

饭豆。

【集解】

〔诜曰〕白豆苗，嫩者可作菜食，生食亦妙。

〔颖曰〕浙东一种味甚胜，用以作酱、作腐极佳。北方水白豆，相似而不及也。

〔原曰〕白豆即饭豆也，粥饭皆可拌食。

〔时珍曰〕饭豆，小豆之白者也，亦有土黄色者。豆大如绿豆而长。四五月种之。苗叶似赤小豆而略尖，可食，荚亦似小豆。一种蓑豆，叶如大豆，可作饭、作腐，亦其类也。

【气味】

甘，平，无毒。

〔原曰〕咸，平。

【主治】

补五脏，调中，助十二经脉。

（孟诜）

暖肠胃。（《日华》）

杀鬼气。肾之谷，肾病宜食之。（思邈）

叶

【主治】

煮食，利五脏，下气。《日华》

大豆黄卷（《本经》中品）

【释名】

豆蘖

〔弘景曰〕黑大豆为蘖牙，生五寸长，便干之，名为黄卷，用之熬过，服食所须。

〔时珍曰〕一法：壬癸日以井华水浸大豆，候生芽，取皮，阴干用。

【气味】

甘，平，无毒。

〔普曰〕得前胡、杏子、牡蛎、乌喙、天雄、鼠屎，其蜜和良。恶海藻、龙胆。

【主治】

湿痹，筋挛膝痛。（《本经》）

五脏不足，胃气结积，益气止痛，去黑𪒪，润肌肤皮毛。（《别录》）

破妇人恶血。（孟诜）

〔颂曰〕古方蓐妇药中多用之。

宜肾。（思邈）

除胃中积热，消水病胀满。（时珍）

【附方】 新四。

大豆蘖散 治周痹邪在血脉之中。水痹不痛，上下周身，故名。此药注：五脏留滞，胃中结聚，益气出毒，润皮毛，补肾气。用大豆蘖一斤炒香，为末。每服半钱，温酒调下，日三服。《宣明方》。

头风湿痹 筋挛膝痛，胃中积热大便秘涩。黄卷散：用大豆黄卷炒一升，酥半两，为末。食前温水服一匙，日二服。《普济方》。

水病肿满 喘急，大小便涩。大豆黄卷醋炒、大黄炒等分，为细末。葱、橘皮汤服二钱，平明以利为度。《圣济总录》。

小儿撮口 初生豆芽研烂，绞汁和乳，灌少许良。《普济方》。

第二十五卷　谷部（四）

豆　黄（《食疗》）

【校正】

原附大豆下，今分出。

【释名】

〔时珍曰〕造法：用黑豆一斗蒸熟，铺席上，以蒿覆之，如盒酱法，待上黄，取出晒干，捣末收用。

【气味】

甘，温，无毒。

〔诜曰〕忌猪肉。

【主治】

湿痹膝痛，五脏不足气，胃气结积，壮气力，润肌肤，益颜色，填骨髓，补虚损，能食，肥健人。以炼猪脂和丸，每服百丸，神验秘方也。肥人勿服。（诜。出《延年秘录方》）。

生嚼涂阴痒汗出。（时珍）

【附方】新二。

脾弱不食饵此当食。大豆黄二升，大麻子三升熬香，为末。每服一合，饮下，日四五服任意。《千金方》。

打击青肿大豆黄为末，水和涂之。《外台秘要》。

饭（《拾遗》）

【释名】
【集解】

〔时珍曰〕饭食，诸谷皆可为之，各随米性，详见本条。然有入药诸饭，不可类从者，应当别出。大抵皆取粳、籼、粟米者尔。

新炊饭

【主治】

人尿床，以热饭一盏，倾尿床处，拌与食之，勿令病者知。又乘热傅肿毒，良。（时珍）

寒食饭

【主治】

灭瘢痕及杂疮，研末傅之。（藏器）

烧灰酒服，治食本米饮成积，黄瘦腹痛者，甚效。（孙思邈）

伤寒食复，用此饭烧研，米饮服二三钱，效。（时珍）

祀灶饭

【主治】

卒噎，取一粒食之，即下。烧研，搐鼻中疮。（时珍）

盆边零饭

【主治】

鼻中生疮，烧研傅之。（时珍）

齿中残饭

【主治】

蝎咬毒痛，傅之即止。（时珍）

飧饭（飧音孙，即水饭也）

【主治】

热食，解渴除烦。（时珍）

荷叶烧饭

【主治】

厚脾胃，通三焦，资助生发之气。（时珍）

【发明】

〔李杲曰〕易水张洁古枳术丸，用荷叶裹烧饭为丸。盖荷之为物，色青中空，象乎震卦风木。在人为足少阳胆同手少阳三焦，为生化万物之根蒂。用此物以成其化，胃气何由不上升乎？更以烧饭和药，与白术协力，滋养谷气，令胃厚不致再伤，其利广矣大矣。

〔时珍曰〕按韩㢞《医通》云：东南人不识北方炊饭无甑，类乎为烧，如烧菜之意，遂讹以荷叶包饭入灰火烧煨，虽丹溪亦未之辩。但以新荷叶煮汤，入粳米造饭，气味亦全也。凡粳米造饭，用荷叶汤者宽中，芥叶汤者豁痰，紫苏汤者行气解肌，薄荷汤者去热，淡竹叶汤者辟暑，皆可类推也。

粥（《食遗》）

【释名】

糜

〔时珍曰〕粥字像米在釜中相属之形。《释名》云：煮米为糜，使糜烂也。粥浊于糜，育育然也。厚曰饘，薄曰酏。

小麦粥

【主治】

止消渴烦热。时珍。

寒食粥 用杏仁和诸花作之

【主治】

咳嗽，下血气，调中。（藏器）

糯米 秫米 黍米粥

【气味】

甘，温，无毒。

【主治】

益气，治脾胃虚寒，泄痢吐逆，小儿痘疮白色。（时珍）

粳米 籼米 粟米 粱米粥

【气味】

甘，温、平，无毒。

【主治】

利小便，止烦渴，养脾胃。（时珍）

【发明】

〔时珍曰〕按萝天益《宝鉴》云：粳、粟米粥，气薄味淡，阳中之阴也。所以淡渗下行，能利小便。韩悉《医通》云：一人病淋，素不服药。予令专啖粟米粥，绝去他味。旬余减，月余瘥。此五谷治病之理也。又张耒《粥记》云：每晨起，食粥一大碗。空腹胃虚，谷气便作，所补不细。又极柔腻，与肠胃相得，最为饮食之妙诀。齐和尚说，山中僧，每将旦一粥，甚系利害。如不食，则终日觉脏腑燥涸。盖粥能畅胃气，生津液也。大抵养生求安乐，亦无深远难知之事，不过寝食之间尔。故作此劝人每日食粥，勿大笑也。又苏轼帖云：夜饥甚。吴子野劝食白粥，去能推陈致新，利膈益胃。粥既快美，粥后一觉，妙不可言也。此皆著粥之有益如此。诸谷作粥，详见本条。古方有用药物、粳、粟、粱米作粥，治病甚多。今略取其可常食者，集于下方，以备参考云。

赤小豆粥

利小便，消水肿脚气，辟邪疠。

绿豆粥

解热毒，止烦渴。

御米粥

治反胃，利大肠。

薏苡仁粥

除湿热，利肠胃。

莲子粉粥

健脾胃，止泄痢。

芡实粉粥

固精气，明耳目。

菱实粉粥

益肠胃，解内热。

粟子粥

补肾气，益腰脚。

薯蓣粥

补肾精，固肠胃。

芋粥

宽肠胃，令人不饥。

百合粉粥

润肺调中。

萝卜粥

消食利膈。

胡萝卜粥

宽中下气。

马齿苋粥

治痹消肿。

油菜粥

调中下气。

莙荙菜粥

健胃益脾。

波薐菜粥

和中润燥。

荠菜粥

明目利肝

芹菜粥

去伏热，利大小肠。

芥菜粥

豁痰辟恶。

葵菜粥

润燥宽肠。

韭菜粥

温中暖下。

葱豉粥

发汗解肌。

茯苓粉粥

清上实下。

松子仁粥

润心肺，调大肠。

酸枣仁粥

治烦热，益胆气。

枸杞子粥

补精血，益肾气。

薤白粥

治老人冷利。

生姜粥

温中辟恶。

花椒粥

辟瘴御寒。

茴香粥

和胃治疝。

胡椒粥　茱萸粥　辣米粥

并治心腹疼痛。

麻子粥　胡麻粥　郁李仁粥

并润肠治痹。

苏子粥

下气利膈。

竹叶汤粥

止渴清心。

猪肾粥　羊肾粥　鹿肾粥

并补肾虚诸疾。

羊肝粥　鸡肝粥

并补肝虚，明目。

羊汁粥　鸡汁粥

并治劳损。

鸭汁粥　鲤鱼汁粥

并消水肿。

牛乳粥

补虚羸。

酥蜜粥

养心肺。

鹿角胶入粥食

助元阳，治诸虚。

炒面入粥食

止白痢。

烧盐入粥食

止血痢。

蒸 饼 （《纲目》）

【释名】

〔时珍曰〕按刘熙《释名》云：饼者，并也，溲面使合并也。有蒸饼、汤胡饼、索饼、酥饼之属，皆随形命名也。

【集解】

〔时珍曰〕小麦面修治食品甚多，惟蒸饼其来最古，是酵糟发成单面所造，丸药所须，且能治疾，而本草不载，亦一缺也。惟腊月及寒食日蒸之，至皮裂，去皮悬之风干。临时以水浸胀，擂烂滤过，和脾胃及三焦药，甚易消化。且面已过性，不助湿热。其以果菜、油腻诸物为馅者，不堪入药。

【气味】

甘，平，无毒。

【主治】

消食，养脾胃，温中化滞，益气和血，止汗，利三焦，通水道。（时珍）

【发明】

〔时珍曰〕按《爱竹谈薮》云：宋宁宗为郡王时，病淋，日夜凡三百起。国医罔措，或举孙琳治之。琳用蒸饼、大蒜、淡豆豉三物捣丸，令以温水下三十丸。曰：今日进三服，病当减三之一，明日亦然，三日病除。已而果然。赐以千缗。或问其说。琳曰：小儿何缘有淋，只是水道不利，三物皆能通利故尔。若琳者，其可与语医矣。

【附方】 新六。

积年下血 寒食蒸饼、乌龙尾各一两，皂角七挺去皮酥炙，为末，蜜丸。米饮每服二十丸。《圣惠方》。

下痢赤白 治营卫气虚，风邪袭入肠胃之间，便痢赤白，脐腹疞痛，里急后重，烦渴胀满，不进饮食。用干蒸饼蜜拌炒二两，御米壳蜜炒四两，为末，炼蜜丸芡子大。每服一丸，水一盏，煎化热服。《传信适用妙方》。

崩中下血陈年蒸饼，烧存性，米饮服二钱。

盗汗自汗每夜卧时，带饥吃蒸饼一枚，不过数日即止。《医林集要》。

一切折伤寒食蒸饼为末。每服二钱，酒下，甚验。《肘后方》。

汤火伤灼馒头饼烧存性，研末，油调涂傅之。《肘后方》。

饴　糖（《别录》上品）

【释名】

饧（音徐盈切）

〔时珍曰〕按刘熙《释名》云：糖之清者曰饴，形怡怡然也。稠者曰饧，强硬如锡也。如饧而浊者曰铺。方言谓之饸餭（音长皇）。《楚辞》云：粔籹蜜饵用饸餭，是也。

〔嘉谟曰〕因色紫类琥珀，方中谓之胶饴，干枯者名饧。

【集解】

〔弘景曰〕方家用饴，乃云胶饴，是湿糖如厚蜜者。其宁结及牵白者饧糖，不入药用。

〔韩保昇曰〕饴，即软糖也。北人谓之饧。糯米、粳米、秫粟米、蜀秫米、大麻子、枳椇子、黄精、白术

并堪熬造。惟以糯米作者入药，粟米者次之，余但可食耳。

〔时珍曰〕饴饧用麦蘖或谷芽同诸米熬煎而成，古人寒食多食饧，故医方亦收用之。

【气味】

甘，大温，无毒。入太阴经。

〔宗奭曰〕多食动脾气。

〔震亨曰〕饴糖属土而成于火，大发湿中之热。寇氏谓其动脾风，言末而遗本矣。

〔时珍曰〕凡中满吐逆、秘结牙䘌、赤目疳病者，切宜忌之，生痰动火最甚。甘属土，肾病毋多食甘，甘伤肾，骨痛而齿落，皆指此类也。

【主治】

补虚乏，止渴去血。（《别录》）

补虚冷，益气力，止肠鸣咽痛，治唾血。消痰润肺止嗽。（思邈）

健脾胃，补中，治吐血。打损淤血者，熬焦酒服，能下恶血。又伤寒大毒嗽，于蔓菁、薤汁中煮一沸，顿服之，良。（孟诜）

脾弱不思食人少用，能和胃气。亦用和药。（寇宗奭）

解附子、草乌头毒。（时珍）

【发明】

〔弘景曰〕古方建中汤多用之。糖与酒皆用米蘖，而糖居上品，酒居

中品。是糖以和润为优，酒以醺乱为劣也。

〔成无己曰〕脾欲缓，急食甘以缓之。胶饴之甘以缓中也。

〔好古曰〕饴乃脾经气分药也。甘能补脾之不足。

〔时珍曰〕《集异记》云：刑曹进，河朔健将也。为飞矢中目，拔矢而镞留于中，钳之不动，痛困俟死。忽梦胡僧令以米汁注之必愈。广询于人。无悟者。一日一僧丐食，肖所梦者。叩之。僧云：但以寒食饧默之。如法用之清凉，顿减酸楚。至夜疮庠，用力一钳而出。旬日而瘥。

【附方】旧二，新九。

老人烦渴寒食大麦一升，水七升，煎五升，入赤饧二合，渴即饮之。《奉亲书》。

蛟龙症病凡人正二月食芹菜，误食蛟龙精者，为蛟龙病，发则似痫，面色青黄。每服寒食饧五合，日三服。吐出蛟龙，有两头可验。吐蛔者勿用。《金匮要略》。

鱼脐疔疮寒食饧涂之，良。干者烧灰。《千金方》。

瘰疬毒疮腊月饴糖，昼夜浸之。数日则愈。《千金方》。

误吞稻芒白饧频食之。《简便方》。

鱼骨鲠咽不能出。取饴糖丸鸡子黄大吞之。不下再吞。《肘后方》。

误吞钱钗及竹木。取饴糖一斤，渐渐食尽，便出。《外台》。

箭镞不出医说良。

服药过剂闷乱者。饴糖食之。《千金》。

草乌头毒及天雄、附子毒。并食饴糖即解。《总录》。

手足病疮炒腊月糖，薄之。《千金方》。

火烧成疮白糖烧灰，粉之即燥，易瘥。《小品方》。

酱（《别录》下品）

【释名】

〔时珍曰〕按刘熙《释名》云：酱者，将也。能制食物之毒，如将之平暴恶也。

【集解】

〔时珍曰〕面酱有大麦、小麦、甜酱、麸酱之属，豆酱有大豆、小豆、豌豆及豆油之属。豆油法：用大豆三斗，水煮糜，以面二十四斤，拌罨成黄。每十斤，入盐八斤，井水四十斤，搅晒成油收取之。大豆酱法：用豆炒磨成粉，一斗入面三斗和匀，切片罨黄，晒之。每十斤入盐五斤，井水淹过，晒成收之。小豆酱法：用豆磨净，和面罨黄，次年再磨。每十斤入盐五斤，以腊水淹过，晒成收之。豌豆酱法：用豆水浸，蒸软晒干去皮。每一斗入小麦一斗，磨面和切，蒸过罨黄，晒干。每十斤入盐五斤，水二十斤，晒成收之。麸酱法：用小麦麸蒸熟罨黄，晒干磨碎。每十斤入盐三斤，熟汤二十斤，晒成收之。甜面酱：用小麦面和剂，切片蒸熟，罨黄晒簸。每十斤入盐三斤，熟水二十斤，晒成收之。小麦面酱：用生面水和，布包踏饼，罨黄晒松。每十斤入盐五斤，水二十斤，晒成收之。大麦酱：用黑豆一斗炒熟，水浸半日，同煮烂，以大麦面二十斤拌匀，筛下面，用煮豆汁和剂，切片蒸熟，罨黄晒捣。每一斗入盐二斤，井水八斤，晒成黑甜而汁清。又有麻滓酱：用麻枯饼捣蒸，以面和匀罨黄如常，用盐水晒成，色味甘美也。

【气味】

咸，冷利，无毒。

〔时珍曰〕面酱：咸。豆酱、甜酱、豆油、大麦酱、麸酱：皆咸、甘。

〔诜曰〕多食发小儿无辜，生痰动气。妊娠合雀肉食之，令儿面黑。

〔颂曰〕麦酱和鲤鱼食，生口疮。

【主治】

除热，止烦满，杀百药及热汤火毒。（《别录》）

杀一切鱼、肉、菜蔬、蕈毒，并治蛇、虫、蜂、虿等毒。（《日华》）

酱汁灌入下部，治大便不通。灌耳中，治飞蛾、虫、蚁入耳。涂猘犬咬及汤、火伤灼未成疮者，有效。又中砒毒，调水服即解。出时珍方。

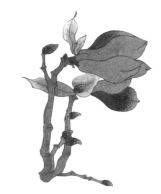

【发明】

〔弘景曰〕酱多以豆作，纯麦者少。入药当以豆酱，陈久者弥好也。又有鱼酱、肉酱、皆呼为醢，不入药用。

〔诜曰〕小麦酱杀药力，水如豆酱。又有獐、鹿、兔、雉及醯鱼酱，皆不可久食也。

〔宗奭曰〕圣人不得酱不食，意欲五味和。五脏悦而受之，此亦安乐之一端也。

〔时珍曰〕不得酱不食，亦兼取其杀饮食百药之毒也。

【附方】旧六。

手指卒痛酱清和蜜，温热浸之，愈乃止。千金。

疬疡风驳酱清和石硫黄细末，日日揩之。外台秘要。妊娠下血豆酱二升，去汁取豆，炒研。酒服方寸匕，日三。古今录验。

妊娠尿血豆酱一大盏熬干，生地黄二两，为末。每服一钱，米饮下。普济方。

浸淫疮癣酱瓣和人尿，涂之。千金翼。

解轻粉毒服轻粉口破者。以三年陈酱化水，频漱之。濒湖集简方。

醋（《别录》下品）

【释名】

酢音醋。

醯音兮。

苦酒

〔弘景曰〕醋酒为用，无所不入，愈久愈良，亦谓之醯。以有苦味，俗呼苦酒。丹家又加余物，谓为华池左味。

〔时珍曰〕刘熙释名云：醋，措也。能措置食毒也。古方多用酢字也。

【集解】

〔恭曰〕醋有数种：有米醋、麦醋、麹醋、糖醋、糟醋、饧醋、桃醋，葡萄、大枣、蘡薁等诸杂果醋，会意者亦极酸烈。惟米醋二三年者入药。余止可啖，不可入药也。

〔诜曰〕北人多为糟醋，江河人多为米醋，小麦醋不及。糟醋为多妨忌也。大麦醋良。

〔藏器曰〕苏言葡萄、大枣诸果堪作醋，缘渠是荆楚人，土地俭啬，果败则以酿酒也。糟醋犹不入药，况于果乎？

〔时珍曰〕米醋：三伏时用仓米一斗，淘净蒸饭，摊冷盦黄，晒簸，水淋净。别以仓米二斗蒸饭，和匀入瓮，以水淹过，密封暖处，三七日成矣。糯米醋：秋社日，用糯米一斗淘蒸，用六月六日造成小麦大麹和匀，用水二斗，入瓮封酿，三七日成矣。粟米醋：用陈粟米一斗，淘浸七日，再蒸淘熟，入瓮密封，日夕搅之，七日成矣。小麦醋：用小麦水浸三日，蒸熟盦黄，入瓮水淹，七七日成矣。大麦醋：用大麦米一斗，水浸蒸饭，盦黄晒干，水淋过，再以麦饭二斗和匀，入水封闭，三七日成矣。饧醋：用饧一斤，水三升煎化，入白麹末二两，瓶封晒成。其余糟、糠等醋，皆入不药，不能尽纪也。

米醋

【气味】

酸、苦，温，无毒。

〔诜曰〕大麦醋：微寒。余醋并同。

〔弘景曰〕多食损人肌脏。

〔藏器曰〕多食损筋骨，亦损胃。不益男子，损人颜色。醋发诸药，不可同食。

〔时珍曰〕酸属木，脾病毋多食酸。酸伤脾，肉胝而唇揭。服茯苓、丹参人，不可食醋。镜源曰：米醋煮制四黄、丹砂、胆矾、常山诸药也。

【主治】

消痈肿，散水气，杀邪毒。别录理诸药，消毒。扁鹊

治产后血运，除症块坚积，消食，杀恶毒，破结气、心中酸水痰饮。藏器

下气除烦，治妇人心痛血气，并产后及伤损金疮出血昏运，杀一切鱼、肉、菜毒。日华

酸磨青木香，止卒心痛、血气痛。浸黄蘗含之，治口疮。调大黄末，涂肿毒。煎生大黄服，治疟癖甚良。孟诜

散淤血。治黄疸、黄汗。

〔好古曰〕张仲景治黄汗，有黄芪芍药桂枝苦酒汤；治黄疸，有麻黄醇酒汤，用苦酒、清酒。方见金匮要略。

【发明】

〔宗奭曰〕米醋比诸醋最醇，入药多用之，谷气全也，故胜糟醋。产妇房中，常以火炭沃醋气为佳，酸益血也。以磨雄黄，涂蜂虿毒，亦取其收而不散之义。今人食酸则齿软，谓其水生木，水气弱，木气强，故如是。造靴皮者，须得醋而纹皱，故知其性收敛，不负酸收之意。

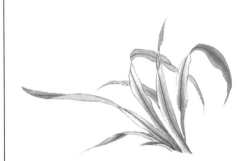

〔时珍曰〕按孙光宪《北梦琐言》云：一婢抱儿落炭火上烧灼，以醋泥傅之，旋愈无痕。又一少年，眼中常见一镜。赵卿谓之曰：来晨以鱼鲙奉候。及期延至，从容久之。少年饥甚，见台上一瓯芥醋，旋旋啜之，遂觉胸中豁然，眼花不见。卿云：君吃鱼鲙太多，鱼畏芥醋，故权诳而愈其疾也。观此二事，可证《别录》治痈肿、杀

邪毒之验也。大抵醋治诸疮肿积块，心腹疼痛，痰水血病，杀鱼、肉、菜及诸虫毒气，无非取其酸收之义，而又有散淤解毒之功。李鹏飞云：醋能少饮，辟寒胜酒。王戣自幼不食醋，年逾八十，犹能传神也。

【附方】旧二十，新十三。

身体卒肿 醋和蚯蚓屎傅之，《千金》。

白虎风毒 以三年酽醋五升，煎五沸，切葱白三升，煎一沸漉出，以布染乘热裹之，痛止乃已。《外台秘要》。

霍乱吐利 盐、醋煎服甚良。《如宜方》。

霍乱烦胀 未得吐下。以好苦酒三升饮之。《千金方》。

足上转筋 以故绵浸醋中，甑蒸热裹之，冷即易，勿停，取瘥止。《外台》。

出汗不滴 瘦却腰脚，并耳聋者。米醋浸荆三棱，夏四日，冬六日，为末。醋汤调下二钱，即瘥。《经验后方》。

腋下胡臭 三年酽酢和石灰傅之。《外台》。

痀疡风病 酢和硫黄末傅之。《外台秘要》。

痈疽不溃 苦酒和雀屎如小豆大，傅疮头上，即穿也。《肘后方》。

舌肿不消 以酢和釜底墨，厚傅舌之上下，脱则更傅，须臾即消。《千金方》。

木舌肿强 糖醋时时含漱。《普济方》。

牙齿疼痛 米醋，煮枸杞白皮一升，取半升，含漱即瘥。《肘后方》。

鼻中出血 酢和胡粉半枣许服。又法：用醋和土，涂阴囊，干即易之。《千金方》。

塞耳治聋 以醇酢微火炙附子，削尖塞之。《千金方》。

面黯雀卵 苦酒渍术，常常拭之。肘后方。

中砒石毒 饮酽醋，得吐即愈。不可饮水。《广记》。

服硫发痈 酢和豉研膏傅之，燥则易。《千金方》。

食鸡子毒 饮醋少许即消。《广记》。

浑身虱出 方见石部盐石。

毒杀伤螫 清醋急饮一二碗，令毒气不散，然后用药。《济急方》。

蝎刺螫人 酢磨附子汁傅之。《医学心镜》。

蜈蚣咬毒 醋磨生铁傅之。《箧中方》。

蜘蛛咬毒 同上方。

蟹螋尿疮以醋和胡粉傅之。《千金方》。

诸虫入耳凡百节、蚰蜒、蚁入耳，以苦酒注入，起行即出。钱相公《箧中方》。

汤火伤灼即以酸醋淋洗，并以醋泥涂之甚妙，亦无瘢痕也。

狼烟入口以醋少许饮之。《秘方》。

足上冻疮以醋洗足，研藕傅之。

胎死不下月未足者，大豆煮醋服三升，立便分解。未下再服。《子母秘录》。

胞衣不下腹满则杀人。以水入醋少许，噀面，神效。《圣惠方》。

鬼击卒死吹醋少许入鼻中。《千金》。

乳痈坚硬以罐盛醋，烧热石投之二次，温渍之。冷则更烧石投之，不过三次即愈。《千金》。

疔肿初起用面围住，以针乱刺疮上。铜器煎醋沸，倾入围中，令容一盏。冷即易，三度根即出也。

榆仁酱（《食疗》）

【校正】

原附酱下，今分出。

【集解】

〔时珍曰〕造法：取榆仁水浸一伏时，袋盛，揉法去涎，以蓼汁拌晒，如此七次，同发过面曲，如造酱法下盐晒之。每一升，曲四斤，盐一斤，水五斤。崔寔《月令》谓之酱酺，是也，音牟偷。

【气味】

辛美，温，无毒。

【主治】

利大小便、心腹恶气，杀诸虫。不宜多食。（孟诜）

第二十六卷　菜部（一）

蒜（《别录》下品）

【释名】

小蒜（《别录》）

茆蒜（音卯）

荤菜

〔时珍曰〕蒜字从算（音蒜），谐声也。又像蒜根之形。中国初惟有此，后因汉人得葫蒜于西域，遂呼此为小蒜以别之。故伏候《古今注》云：蒜，茆蒜也，俗谓之小蒜。胡国有蒜，十子一株，名曰胡蒜，俗谓之大蒜是矣。蒜乃五荤之一，故许氏《说文》谓之荤菜。五荤即五辛，谓其辛臭昏神伐性也。练形家以小蒜、大蒜、韭、芸薹、胡荽为五荤；道家以韭薤蒜、芸、苔、胡荽为五荤；佛家以大蒜、小蒜、兴渠、慈葱、茖葱为五荤，兴渠，即阿魏也。虽各不同，然皆辛熏之物，生食增恚，熟食发淫，有损性

灵，故绝之也。

【集解】

〔《别录》曰〕蒜，小蒜也。五月五日采之。

〔弘景曰〕小蒜生叶时，可煮和食。至五月叶枯，取根名茆子，正尔啖之，亦甚熏臭。

〔保昇曰〕小蒜野生，处处有之。小者一名茆（音乱），一名蒚（音力）。苗、叶、根、子皆似葫，而细数倍也。《尔雅》云：蒚，山蒜也。《说文》云：蒜，荤菜也。菜之美者，云梦之荤。生山中者，名蒚。

〔颂曰〕《本草》谓大蒜为葫，小蒜为蒜，而说文所谓荤菜者，乃大蒜也，蒚即小蒜也。书传载物之别名不同如此，用药不可不审。

〔宗奭曰〕小蒜即蒚也。苗如葱针，根白，大者如乌芋子。兼根煮食，谓之宅蒜。

〔时珍曰〕家蒜有二种：根茎俱

小而瓣少，辣甚者，蒜也，小蒜也；根茎俱大而瓣多，辛而带甘者，葫也，大蒜也。按孙炎《尔雅正义》云：帝登葷山，遭莸芋毒，将死，得蒜啮食乃解，遂收植之，能杀腥膻虫鱼之毒。又孙愐《唐韵》云：张骞使西域，始得大蒜种归。据此则小蒜之种，自葷移栽，从古已有。故《尔雅》以葷为山蒜，所以别家蒜也。大蒜之种，自胡地移来，至汉始有。故《别录》以葫为大蒜，所以见中国之蒜小也。又王祯《农书》云：一种泽蒜，最易滋蔓，随 随合。熟时采子，漫散种之。吴人调鼎多用此根作菹，更胜葱、韭也。按此正《别录》所谓小蒜是也。其始自野泽移来，故有泽名，而寇氏误作宅字矣。诸家皆以野生山蒜、泽蒜解家莳之小蒜，皆失于详考。小蒜虽出于葷，既经人力栽培，则性气不能不移。故不得不辩。

蒜 （小蒜根也）

【气味】

辛，温，有小毒。

〔弘景曰〕味辛性热。损人，不可长食。

〔思邈曰〕无毒。三月勿久食，伤人志性。《黄帝书》云：同生鱼食，令人夺气，阴核疼。

〔瑞曰〕脚气风病人，及时病后，忌食之。

【主治】

归脾肾，主霍乱，腹中不安，消谷，理胃温中，除邪痹毒气。（《别录》）

主溪毒。（弘景）

下气，治蛊毒，傅蛇、虫、沙虱疮。（《日华》）

〔恭曰〕此蒜与胡葱相得。主恶䘌毒、山溪中沙虱、水毒，大效。山人、狸、獠时用之。

涂丁肿甚良。（孟诜）

叶

【主治】

心烦痛，解诸毒，小儿丹疹。（思邈）

【发明】

〔颂曰〕古方多用小蒜治中冷霍乱，煮汁饮之。南齐褚澄治李道念鸡瘕，便瘥。

〔宗奭曰〕华佗用蒜齑，即此蒜也。

〔时珍曰〕按李延寿《南史》云：李道念病已五年。丞相褚澄诊之。曰：非冷非热，当是食白瀹鸡子过多也。

取蒜一升煮食，吐出一物涎裹，视之乃鸡雏，翅足俱全。澄曰：未尽也。更吐之，凡十二枚而愈。或以蒜字作苏字者，误矣。范晔《后汉书》云：华佗见一人病噎，食不得下，令取蕲店家蒜齑大酢二升饮之，立吐一蛇。病者悬蛇于车，造佗家，见壁北悬蛇数十，乃知其奇。又夏子益《奇疾方》云：人头面上有光，他人手近之如火炽者，此中蛊也。用蒜汁半两，和酒服之，当吐出如蛇状。观三书所载，则蒜乃吐蛊要药，而后人鲜有知者。

【附方】 旧七，新七。

时气温病 初得头痛，壮热脉大。即以小蒜一升，杵汁三合，顿服。不过再作便愈。《肘后方》。

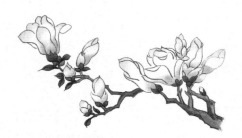

霍乱胀满 不得吐下，名干霍乱。小蒜一升，水三升，煮一升，顿服。《肘后方》。

霍乱转筋 入腹杀人。以小蒜、盐各一两，捣傅脐中，灸七壮，立止。《圣济录》。

积年心痛 不可忍，不拘十年、五年者，随手见效。浓醋煮小蒜食饱，勿着盐。曾用之有效，再不发也。《兵部手集》。

水毒中人 一名中溪，一名中湿，一名水病，似射工而无物。初得恶寒，头目微疼，旦醒暮剧，手足逆冷。三日则生虫，食下，不痒不痛、过六七日虫食五脏，注下不禁。以小蒜三升，煮微热（大热即无力）以浴身。若身发赤斑文者，毋以他病治之也。《肘后方》。

射工中人 成疮者。取蒜切片，贴疮上，灸七壮。《千金》。

止截疟疾 小蒜不拘多少，研泥，入黄丹少许，丸如芡子大。每服一丸，面东新汲水下，至妙。（唐慎微）。

阴肿如刺 汗出者。小蒜一升，韭根一升，杨柳根二斤，酒三升，煎沸乘热熏之。《永类方》。

恶核肿结 小蒜，吴茱萸等分，捣傅即散。《肘后》。

五色丹毒 无常，及发足踝者。杵蒜厚傅，频易。（葛氏）。

小儿白秃 头上团团白色。以蒜切口揩之。《子母秘录》。

蛇蝎螫人 小蒜捣汁服，以滓傅之。《肘后》。

蜈蚣咬疮 嚼小蒜涂之良。《肘后

方》。

蚰蜒入耳 小蒜洗净，捣汁滴之。未出再滴。李绛《兵部手集》。

生 姜 （《别录》中品）

【校正】

原附干姜下，今分出。今自草部移入此。

【释名】

〔时珍曰〕按许慎《说文》云：姜作薑，御湿之菜也。王安石《字说》云：薑能疆御百邪，故谓之薑。初生嫩者其尖微紫，名紫姜；或作子姜，宿根谓之母姜也。

【集解】

〔《别录》曰〕生姜、干姜生犍为山谷及荆州、扬州。九月采之。

〔颂曰〕处处有之，以汉、温、池州者为良。苗高二三尺。叶似箭竹叶而长，两两相对。苗青根黄。无花实。秋时采根。

〔时珍曰〕姜宜原隰沙地。四月取母姜种之。五月生苗如初生嫩芦，而叶稍阔似竹叶，对生，叶亦辛香。秋社前后新芽顿长，如列指状，采食无筋，谓之子姜。秋分后者次之，霜后则老矣。性恶湿洳而畏日，故秋热则无姜。《吕氏春秋》云：和之美者，

有杨朴之姜。杨朴地名，在西蜀。《春秋运斗枢》云：璇星散而为姜。

【气味】

辛，微温，无毒。

〔藏器曰〕生姜温，要热则去皮，要冷则留皮。

〔元素曰〕辛而甘温，气味俱厚，浮而升，阳也。

〔之才曰〕秦椒为之使。杀半夏、莨菪毒。恶黄芩、黄连、天鼠粪。

〔弘景曰〕久服少志少智，伤心气。今人啖辛辣物，惟此最常。故《论语》云，每食不撤姜。言可常食，但不可多尔。有病者是所宜矣。

〔恭曰〕《本经》言姜久服通神明，主痰气，即可常啖。陶氏谬为此说，检无所据。

〔思邈曰〕八九月多食姜，至春多患眼，损寿减筋力。孕妇食之，令儿盈指。

〔杲曰〕古人言：秋不食姜，令人泻气。盖夏月火旺，宜汗散之，故食姜不禁。辛走气泻肺，故秋月则禁之。《晦庵语录》亦有秋姜夭人天年之语。

〔时珍曰〕食姜久，积热患目，珍屡试有准。凡病痔人多食兼酒，立发甚速。痈疮人多食，则生恶肉。此皆昔人所未言者也。《相感志》云：

糟姜瓶内入蝉蜕，虽老姜无筋。亦物性有所伏耶？

【主治】

久服去臭气，通神明。（《本经》）

归五脏，除风邪寒热，伤寒头痛鼻塞，咳逆上气，止呕吐，去痰下气。（《别录》）

去水气满，疗咳嗽时疾。和半夏，主心下急痛。和杏仁作煎，下急痛气实，心胸拥隔冷热气，神效。捣汁和蜜服，治中热呕逆不能下食。（甄权）

散烦闷，开胃气。汁作煎服，下一切结实，冲胸膈恶气，神验。（孟诜）

破血调中，去冷气。汁，解药毒。藏器

除壮热，治痰喘胀满，冷痢腹痛，转筋心满，去胸中臭气、狐臭，杀腹内长虫。（张鼎）

益脾胃，散风寒。（元素）

解菌蕈诸物毒。（吴瑞）

生用发散，熟用和中。解食野禽中毒成喉痹。浸汁，点赤眼。捣汁和黄明胶熬，贴风湿痛甚妙。（时珍）

干生姜

【主治】

治嗽温中，治胀满，霍乱不止，腹痛，冷痢，血闭。病人虚而冷，宜加之。（甄权）

姜屑，和酒服，治偏风。（孟诜）

肺经气分之药，能益肺。（好古）

【发明】

〔成无己曰〕姜、枣味辛、甘，专行脾之津液而和营卫。药中用之，不独专于发散也。

〔杲曰〕生姜之用有四：制半夏、厚朴之毒，一也；发散风寒，二也；与枣同用，辛温益脾胃元气，温中去湿，三也；与芍药同用，温经散寒，四也。孙真人云：姜为呕家圣药，盖辛以散之。呕乃气逆不散，此药行阳而散气也。或问：生姜辛温入肺，何以云入胃口？曰：俗以心下为胃口者，非矣。咽门之下，受有形之物，及胃之系，便是胃口，与肺系同行，故能入肺而开胃口也。曰：人云夜间勿食生姜，令人闭气，何也？曰：生姜辛温主开发。夜则气米收敛，反开发之，则违天道矣。若有病人，则不然也。生姜屑，比之干姜则不热，比之生姜则不湿。以干生姜代干姜者，以其不僭故也。俗言上床萝卜下床姜。姜能开胃，萝卜消食也。

〔时珍曰〕姜辛而不荤，去邪辟恶，生啖熟食，醋、酱、糟、盐、蜜煎调和，无不宜之。可蔬可和，可果可药，其利博矣。凡早行山行，宜含一块，不犯雾露清湿之气，及山岚不正之邪。按《方广心法附余》云：凡中风、中暑、中气、中毒、中恶、干霍乱、一切卒暴之病，用姜汁与童尿服，立可解散。盖姜能开痰下气，童尿降火也。

〔颂曰〕崔元亮《集验方》载：敕赐姜茶治痢方：以生姜切细，和好茶一两碗，任意呷之，便瘥。若是热痢，留姜皮；冷痢，去皮，大妙。

〔杨士瀛曰〕姜能助阳，茶能助阴，二物皆消散恶气，调和阴阳，且解湿热及酒食暑气之毒，不问赤、白通宜用之。苏东坡治文潞公有效。

【附方】旧二十，新三十。

痰澼卒风 生姜二两，附子一两，水五升，煮取二升，分再服。忌猪肉、冷水。《千金》。

胃虚风热 不能食。用姜汁半杯，生地黄汁少许，蜜一匙，水二合，和服之。《食疗本草》。

疟疾寒热 脾胃聚痰，发为寒热。生姜四两，捣自然汁一酒杯，露一夜。于发日五更面北立，饮即止。未止再服。《易简》。

寒热痰嗽 初起者。烧姜一块，含咽之。《本草衍义》。

咳嗽不止 生姜五两，饧半升，火

煎熟，食尽愈。段侍御用之有效。《初虞世必效方》。

久患咳噫 生姜汁半合，蜜一匙煎，温呷三服愈。《外台秘要》。

小儿咳嗽 生姜四两，煎汤浴之。《千金方》。

暴逆气上 嚼姜两三片，屡效。《寇氏衍义》。

干呕厥逆 频嚼生姜，呕家圣药也。

呕吐不止 生姜一两，醋浆二合，银器煎取四合，连滓呷之。又杀腹内长虫。《食医心镜》。

心痞呕哕 心下痞坚。生姜八两，水三升，煮一升。半夏五合洗，水五升，煮一升。取汁同煮一升半，分再服。《千金》。

反胃羸弱 《兵部手集》：用母姜二斤，捣汁作粥食。《传信适用方》：用生姜切片，麻油煎过为末，软柿蘸末嚼咽。

霍乱欲死 生姜五两，牛儿屎一升，水四升，煎二升，分再服，即止。《梅师方》。

霍乱转筋 入腹欲死。生姜三两捣，酒一升，煮三两沸服。仍以姜捣贴痛处。《外台秘要》。

霍乱腹胀 不得吐下。用生姜一斤，水七升，煮二升，分三服。《肘后方》。

腹中胀满 绵裹煨姜，内下部。冷即易之。《梅师》。

胸胁满痛 凡心胸胁下有邪气结实，硬痛胀满者。生姜一斤，捣渣留汁，慢炒待润，以绢包于患处，款款熨之。冷再以汁炒再熨，良久豁然宽快也。陶华《伤寒槌法》。

大便不通 生姜削，长二寸，涂盐内下部，立通。《外台》。

冷痢不止 生姜煨研为末，共干姜末等分，以醋和面作馄饨，先以水煮，又以清饮煮过，停冷，吞二七枚，以粥送下，日一度。《食疗》。

消渴饮水 干生姜末一两，以鲫鱼胆汁和，丸梧子大。每服七丸，米饮下。《圣惠》。

湿热发黄 生姜时时周身擦之，其黄自退也。一方：加茵陈蒿，尤妙。《伤寒槌法》。

暴赤眼肿 宗奭曰：用古铜钱刮姜取汁，于钱唇点之，泪出。今日点，明日愈，勿疑，一治暴风客热，目赤睛痛肿者。腊月取生姜捣绞汁，阴干取粉，入铜青末等分。每以少许沸汤泡，澄清温洗，泪出妙。

舌上生胎 诸病舌胎，以布染井水抹，后用姜片时时擦之，自去。《陶华方》。

满口烂疮 生姜自然汁，频频漱吐。

亦可为末擦之，甚效。

牙齿疼痛 老生姜瓦焙，入枯矾末同擦之。有人日夜呻吟，用之即愈。《普济方》。

喉痹毒气 生姜二片捣汁，蜜五合，煎匀。每服一合，日五服。

食鸠中毒　食竹鸡毒　食鹧鸪毒 方并见禽部本条。

中莨菪毒　中诸药毒

猘犬伤人 并饮生姜汁即解。《小品》。

虎伤人疮 内服生姜汁。外以汁洗之，用白矾末傅上。《秘览》。

蝮蛇螫人 姜末傅之，干即易。《千金》。

蜘蛛咬人 炮姜切片贴之，良。《千金》。

刀斧金疮 生姜嚼傅，勿动。次日即生肉，甚妙。《扶寿方》。

闪拗手足 生姜、葱白捣烂，和面炒热，盦之。

跌扑伤损 姜汁和酒调生面贴之。

百虫入耳 姜汁少许滴之。

腋下狐臭 姜汁频涂，绝根。

赤白癜风 生姜频擦之，良。并《易简》。

两耳冻疮 生姜自然汁熬膏涂。《暇日记》。

发背初起 生姜一块，炭火灸一层，刮一层，为末，以猪胆汁调涂。《海上方》。

疔疮肿毒方见白芷下。

诸疮痔漏久不结痂。用生姜连皮切大片，涂白矾末，灸焦研细，贴之勿动，良。《普济》。

产后血滞冲心不下。生姜五两，水八升，煮服。

产后肉线一妇产后用力，垂出肉线长三四尺，触之痛引心腹欲绝。一道人令买老姜连皮三斤捣烂，入麻油二斤拌匀炒干。先以熟绢五尺，折作方结。令人轻轻盛起肉线，使之屈曲作三团，纳入产户。乃以绢袋盛姜，就近熏之，冷则更换。熏一日夜缩入大半，二日尽入也。云此乃魏夫人秘传怪病方也。但不可使线断，断则不可治之矣。

脉溢怪症有人毛窍节次血出不止，皮胀如鼓，须臾目、鼻、口被气胀合，此名脉溢。生姜自然汁和水各半盏服，即安。并夏子益《奇疾方》。

姜皮

【气味】
辛，凉，无毒。

【主治】
消浮肿腹胀痞满，和脾胃，去翳。

（时珍）

【附方】旧一。

拔白换黑刮老生姜皮一大升，于久用油腻锅内，不须洗刷，固济勿令通气。令精细人守之，文武火煎之，不得火急，自旦至夕即成矣，研为末。拔白后，先以小物点麻子大入孔中。或先点须下，然后拔之，以指捻入。三日后当生黑者，神效。李卿用之有验。苏颂《图经本草》。

叶

【气味】
辛，温，无毒。

【主治】
食鲙成症，捣汁饮，即消。（张机）

【附方】新一。

打伤淤血姜叶一升，当归三两，为末。温酒服方寸匕，日三。《范汪东阳方》。

茼 蒿（宋《嘉祐》）

【释名】
蓬蒿
〔时珍曰〕形气同乎蓬蒿，故名。

【集解】

〔机曰〕本草不著形状，后人莫识。

〔时珍曰〕同蒿八九月下种，冬春采食肥茎。花、叶微似白蒿。其味辛甘，作蒿气。四月起薹，高二尺余。开深黄色花，状如单瓣菊花。一花结子近百成球，如地菘及苦荬子，最易繁茂。此菜自古已有，孙思邈载在《千金》方菜类，至宋嘉祐中始补入本草，今人常食者。而汪机乃不能识，辄敢擅自修纂，诚可笑慨。

【气味】

甘、辛，平，无毒。

〔禹锡曰〕多食动风气，熏人心，令人气满。

【主治】

安心气，养脾胃，消痰饮。利肠胃。（思邈）

胡萝卜（《纲目》）

【释名】

〔时珍曰〕元时始自胡地来，气味微似萝卜，故名。

【集解】

〔时珍曰〕胡萝卜今北土、山东多莳之，淮、楚亦有种者。八月下种，生苗如邪蒿，肥茎有白毛，辛臭如蒿，不可食。冬月掘根，生、熟皆可啖，

兼果、蔬之用。根有黄、赤二种，微带蒿气，长五六寸，大者盈握，状似鲜掘地黄及羊蹄根。三四月茎高二三尺，开碎白花，攒簇如伞状，似蛇床花。子亦如蛇床子，稍长而有毛，褐色，又如莳萝子，亦可调和食料。按周宪王《救荒本草》云：野胡萝卜苗、叶、花、实，皆同家胡萝卜，但根细小，味甘，生食、蒸食皆宜。花、子皆大于蛇床。又《金幼孜北征录》云：交河北有沙萝卜，根长二尺许，大者径寸，下支生小者如箸。其色黄白，气味辛而微苦，亦似萝卜气。此皆胡萝卜之类也。

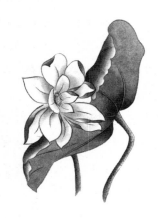

根

【气味】

甘、辛，微温，无毒。

【主治】

下气补中，利胸膈肠胃，安五脏，

令人健食，有益无损。（时珍）

子

【主治】

久痢。（时珍）

白花菜（《食物》）

【释名】

羊角菜

【集解】

〔时珍曰〕白花菜三月种之。柔茎延蔓，一枝五叶，叶大如拇指。秋间开小白花，长蕊。结小角，长二三寸。其子黑色而细，状如初眠蚕沙，不光泽。菜气膻臭，惟宜盐菹食之。

〔颖曰〕一种黄花者，名黄花菜，形状相同，但花黄也。

【气味】

苦，辛，微毒。

〔颖曰〕多食，动风气，滞脏腑，令人胃中闷满，伤脾。

【主治】

下气。（汪颖）

煎水洗痔，捣烂敷风湿痹痛，擂酒饮止疟。（时珍）

第二十七卷　菜部（二）

荠（《别录》上品）

【释名】

护生草

〔时珍曰〕荠生济济，故谓之荠。释家取其茎作挑灯杖，可辟蚊、蛾，谓之护生草，云能护众生也。

【集解】

〔普曰〕荠生野中。

〔弘景曰〕荠类甚多，此是今人所食者。叶作菹、羹亦佳。《诗》云：谁谓荼苦，其甘如荠。是也。

〔时珍曰〕荠有大、小数种。小荠叶花茎扁，味美。其最细小者，名沙荠也。大荠科、叶皆大，而味不及。其茎硬有毛者，名菥蓂，味不甚佳。并以冬至后生苗，二三月起茎五六寸。开细白花，整整如一。结荚如小萍，而有三角。荚内细子，如葶苈子。其子名蒫（音嵯），四月收之。师旷云：

岁欲甘，甘草先生，荠是也。菥蓂、葶苈皆是荠类。葶苈见草部隰草类。

【气味】

甘，温，无毒。

【主治】

利肝和中。（《别录》）

利五脏。根：治目痛。（《大明》）

明目益胃。（时珍）

根、叶：烧灰，治赤白痢极效。（甄权）

【附方】旧一，新二。

暴赤眼痛胀碜涩。荠菜根杵汁滴之。《圣惠》。

眼生翳膜荠菜和根、茎、叶洗净，焙干为细末。每夜卧时先洗眼，挑末米许，安两大眦头。涩痛忍之，久久膜自落也。《圣济总录》。

肿满腹大四肢枯瘦，尿涩。用甜葶苈炒、荠菜根等分，为末，炼蜜丸弹子大。每服一丸，陈皮汤下。只二三丸，小便清；十余丸，腹如故。

《三因》。

蓍实

〔普曰〕三月三日采，阴干。

〔士良曰〕亦名蓍蒉子。四月八日收之，良。

〔周王曰〕饥岁采子，水调成块，煮粥、作饼甚粘滑。

【气味】

甘，平，无毒。

〔权曰〕患气人食之，动冷气。

〔诜曰〕不与面同食，令人背闷。服丹石人不可食。

【主治】

明目，目痛。（《别录》）

青盲不见物，补五脏不足。（甄权）

治腹胀。（吴普）

去风毒邪气，治壅去翳，解热毒。久服，视物鲜明。（士良）

花

【主治】

布席下，辟虫。又辟蚊、蛾。（士良）

阴干研末，枣汤日服二钱，治久痢。（《大明》）

苜蓿（《别录》上品）

【释名】

木粟（《纲目》）

光风草

〔时珍曰〕苜蓿，郭璞作牧蓿。谓其宿根自生，可饲牧牛马也。又萝原《尔雅翼》作木粟，言其米可炊饭也。葛洪《西京杂记》云：乐游苑多苜蓿。风在其间，常萧萧然。日照其花有光采。故名怀风，又名光风。茂陵人谓之连枝草。《金光明经》谓之塞鼻力迦。

【集解】

〔弘景曰〕长安中乃有苜蓿园。北人甚重之。江南不甚食之，以无味故也。外国复有苜宿草，以疗目，非此类也。

〔诜曰〕彼处人采其根作土黄芪也。

〔宗奭曰〕陕西甚多，用饲牛马，嫩时人兼食之。有宿根，刘讫复生。

〔时珍曰〕《杂记》言苜蓿原出大宛，汉使张骞带归中国。然今处处田野有之（陕、陇人亦有种者），年年自生。刈苗作蔬，一年可三刈。二月生苗，一科数十茎，茎颇似灰藋。一枝三叶，叶似决明叶，而小如指顶，绿色碧艳。入夏及秋，开细黄花。结小荚圆扁，旋转有刺，数荚累累，老则黑色。内有米如穄米，可为饭，亦可酿酒。萝原以此为鹤顶草，误矣。鹤顶，乃红心灰藋也。

【气味】

苦，平，涩，无毒。

〔宗奭曰〕微甘，淡。

〔诜曰〕凉。少食好，多食令冷气入筋中，即瘦人。

〔李廷飞曰〕同蜜食，令人下利。

【主治】

安中利人，可久食。（《别录》）

利五脏，轻身健人，洗去脾胃间邪热气，通小肠诸恶热毒，煮和酱食，亦可作羹。（孟诜）

利大小肠。（宗奭）

干食益人。（苏颂）

根

【气味】

寒，无毒。

【主治】

热病烦满，目黄赤，小便黄，酒疸，捣服一升，令人吐利即愈。（苏恭）

捣汁煎饮，治沙石淋痛。（时珍）

苦 菜（《本经》上品）

【校正】

并入嘉祐苦苣、苦荬。

【释名】

茶（音茶。《本经》）

苦苣（嘉祐）

苦荬（《纲目》）

游冬（《别录》）

褊苣（《日用》）

老鹳菜（《救荒》）

天香菜

〔时珍曰〕苦茶以味名也。经历冬春，故曰游冬。《许氏说文》苣作蘧。吴人呼为苦荬，其义未详。嘉祐《本草》言岭南、吴人植苣供馔名苦苣，而又重出苦苣及苦荬条。今并并之。

【集解】

〔《别录》曰〕苦菜生益州川谷、山陵、道旁。凌冬不死。三月三日采，阴干。

〔《桐君药录》曰〕苦菜三月生，扶疏。六月花从叶出，茎直花黄。八月实黑，实落根复生，冬不枯。

〔恭曰〕《尔雅》云：茶，苦菜也。《易通卦验玄图》云：苦菜生于寒秋，经冬历春，得夏乃成。一名游冬，叶似苦苣而细，断之有白汁，花黄似菊，所在有之。其说与桐君略同。苦荬俗亦名苦菜，非此茶也。

〔保昇曰〕春花夏实，至秋复生花而不实，经冬不凋。

〔宗奭曰〕此月令四月小满节后苦菜秀者也。四方皆有，在北道者则冬方凋，生南方者冬夏常青。叶如苦苣而狭，绿色差淡。折之白乳汁出，味苦。花似野菊，春夏秋皆旋开。

〔时珍曰〕苦菜即苦荬也，家栽者呼为苦苣，实一物也。春初生苗，有赤茎、白茎二种。其茎中空而脆，折之有白汁。胼叶似花萝卜，菜叶而色绿带碧，上叶抱茎，梢叶似鹳嘴，每叶分叉，撺挺如穿叶状。开黄花，如初绽野菊。一花结子一丛，如同蒿子及鹳虱子，花罢则收敛，子上有白毛茸茸，随风飘扬，落处即生。

〔士良曰〕蚕蛾出时不可折取，令蛾子青烂。蚕妇亦忌食之。然野苣若五六回拗后，味反甘滑，胜于家苦荬也。

【正误】

〔弘景曰〕苦菜疑即茗也。茗一名荼，凌冬不凋，作饮能令人不眠。

〔恭曰〕《诗》云：谁谓荼苦，即苦菜异名也。陶氏谓荼为茗，茗乃木类。按《尔雅·释草》云：荼，苦菜

也。音途。《释木》云：槚，苦荼也。音迟遐切。二物全别，不得比例，陶说误矣。

菜

【气味】

苦，寒，无毒。

〔张机曰〕野苣不可共蜜食，令人作肉痔。

〔时珍曰〕脾胃虚寒人，不可食。

【主治】

五脏邪气，厌延叶反，伏也。

谷胃痹。久服安心益气，聪察少卧，轻身耐老。（《本经》）

肠澼渴热，中疾恶疮。久服耐饥寒，豪气不老。（《别录》）

调十二经脉，霍乱后胃气烦逆。久服强力，虽冷甚益人。（嘉祐）

捣汁饮，除面目及舌下黄。其白汁，涂丁肿，拔根。滴痈上，立溃。（藏器）

点瘊子，自落。（《衍义》）

傅蛇咬。（《大明》）

明目，主诸痢。（汪机）

血淋痔瘘。（时珍）

【发明】

〔宗奭曰〕苦苣捣汁傅丁疮，殊验。青苗阴干，以备冬月为末，水调

傅之。

〔时珍曰〕按《洞天保生录》云：夏三月宜食苦荬，能益心和血通气也。又陆《文量菽园杂记》云：凡病痔者，宜用苦苣菜，或鲜或干，煮至熟烂，连汤置器中，横安一板坐之。先熏后洗，冷即止。日洗数次，屡用有效。

【附方】新六。

血淋尿血苦荬菜一把，酒、水各半，煎服。《资生经》。

血脉不调苦荬菜晒干，为末。每服二钱，温酒下。《卫生易简方》。

喉痹肿痛野苦荬捣汁半盏，灯心以汤浸，捻汁半盏，和匀服。《普济方》。

对口恶疮野苦荬擂汁一钟，入姜汁一匙，和酒服。以渣傅。一二次即愈。唐瑶《经验方》。

中沙虱毒沙虱在水中，人澡浴则着人身，钻入皮里。初得皮上正赤，如小豆、黍、粟，摩之痛如刺，三日后寒热发疮毒，若入骨杀人，岭南多此。即以茅叶刮去，以苦菜汁涂之，佳。《肘后方》。

壶蜂叮螫苦荬汁涂之，良。《摘玄方》。

根

【主治】

赤白痢及骨蒸，并煮服之。（嘉祐）

治血淋，利小便。（时珍）

花子

【气味】

甘，平，无毒。

【主治】

去中热，安心神。（宗奭）

黄疸疾，连花、子研细二钱，水煎服，日二次，良。（汪颖）

黄瓜菜 （《食物》）

【释名】

黄花菜

〔时珍曰〕其花黄，其气如瓜，故名。

【集解】

〔颖曰〕黄瓜菜野生田泽。形似油菜，但味少苦。取为羹茹，甚香美。

〔时珍曰〕此菜二月生苗，田野遍有，小科如荠。三、四、五月开黄花，花与茎、叶并同地丁，但差小耳。

一科数花，结细子，不似地丁之花成絮也。野人茹之，亦采以饲鹅儿。

【气味】

甘、微苦，微寒，无毒。

【主治】

通结气，利肠胃。（汪颖）

蕨（《拾遗》）

【释名】

鳖

〔时珍曰〕《尔雅》云：蕨，鳖也。菜名。《陆佃埤雅》云：蕨初生无叶，状如雀足之拳，又如人足之蹶，故谓之蕨。周秦曰蕨，齐鲁曰鳖，初生亦类鳖脚故也。其苗谓之蕨萁。

【集解】

〔藏器曰〕蕨生山间。根如紫草。人采茹食之。

〔时珍曰〕蕨处处山中有之。二三月生芽，拳曲状如小儿拳。长则展开如凤尾，高三四尺。其茎嫩时采取，以灰汤煮去涎滑，晒干作蔬，味甘滑，亦可醋食。其根紫色，皮内有白粉，捣烂再三洗澄，取粉作粔籹，荡皮作线食之，色淡紫，而甚滑美也。野人饥年掘取，治造不精，聊以救荒，味即不佳耳。《诗》云：陟彼南山，言采其蕨。陆玑谓其可以供祭，故采之。

然则蕨之为用，不独救荒而已。一种紫萁，似蕨有花而味苦，谓之迷蕨，初生亦可食，《尔雅》谓之月尔，三苍谓之紫蕨。郭璞云：花繁曰尔。紫蕨拳曲繁盛，故有月尔之名。

萁及根

【气味】

甘，寒，滑，无毒。

〔诜曰〕久食，令人目暗、鼻塞、发落。又冷气人食，多腹胀。小儿食之，脚弱不能行。

〔思邈曰〕久食成瘕。

【主治】

去暴热，利水道，令人睡。（藏器）

补五脏不足，气壅经络筋骨间，毒气。（孟诜）

根烧灰油调，傅蛇、蛸伤，蛸音萧，虫名。（时珍）

【发明】

〔藏器曰〕多食消阳气，故令人睡、弱人脚。四皓食芝而寿，夷齐食蕨而夭，固非良物。干宝《搜神记》云：郗鉴镇丹徒，二月出猎。有甲士折蕨一枝，食之，觉心中淡淡成疾。后吐一小蛇，悬屋前，渐干成蕨。遂明此物不可生食也。

〔时珍曰〕蕨之无益，为其性冷而滑，能利水道，泄阳气，降而不升，耗人真元也。四皓采芝而心逸，夷齐采蕨而心忧，其寿其夭，于蕨何与焉？陈公之言，可谓迂哉。然饥人濒死，赖蕨延活，又不无济世之功。

【附方】新一。

肠风热毒蕨菜花焙，为末。每服二钱，米饮下。《圣惠》。

薇（《拾遗》）

【校正】

自草部移入此。

【释名】

垂水（《尔雅》）

野豌豆（《纲目》）

大巢菜

〔时珍曰〕按许慎《说文》云：薇，似藿。乃菜之薇者也。王安石《字说》云：微贱所食，因谓之薇。故《诗》以《采薇赋》戍役。孙炎注《尔雅》云：薇草生水旁面枝叶垂于水，故名垂水也。巢菜见翘摇下。

【集解】

〔藏器曰〕薇生水旁，叶似萍，蒸食利人。《三秦记》云：夷、齐食之三年，颜色不异。武王诚之，不食而死。

〔李珣曰〕薇生海、池、泽中，水草也。

〔时珍曰〕薇生麦田中，原泽亦有，故《诗》云：山有蕨、薇，非水草也。即今野豌豆，蜀人谓之巢菜。蔓生，茎叶气味皆似豌豆，其藿作蔬、入羹皆宜。《诗》云：采薇采薇，薇亦柔止。《礼记》云：芼羹以薇。皆此物也。《诗疏》以为迷蕨，《郑氏通志》以为金樱芽，皆谬矣。项氏云：巢菜有大、小二种：大者即薇，乃野豌豆之不实者；小者即苏东坡所谓元修菜也。此说得之。

【气味】

甘，寒，无毒。

【主治】

久食不饥，调中，利大小肠。（藏器）

利水道，下浮肿，润大肠。（珣）

甘　薯（《纲目》）

【集解】

〔时珍曰〕按陈祈畅《异物志》云：甘薯出交广南方。民家以二月种，十月收之。其根似芋，亦有巨魁。大者如鹅卵，小者如鸡、鸭卵。剥去紫皮，肌肉正白如肌。南人用当米谷、果食，蒸炙皆香美。初时甚甜，经久得风稍淡也。又按《嵇含草木状》云：甘薯，薯蓣之类，或云芋类也。根、叶亦如芋。根大如拳，瓯，蒸煮食之，味同薯蓣，性不甚冷。珠崖之不业耕者惟种此，蒸切晒收，以充粮糗，名薯粮。海中之人多寿，亦由不食五谷，而食甘薯故也。

【气味】

甘，平，无毒。

【主治】

补虚乏，益气力，健脾胃，强肾阴，功同薯蓣。（时珍）

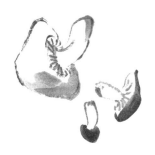

芋（《别录》中品）

【校正】

自果部移入此。

【释名】

土芝（《别录》）

蹲鸱

〔时珍曰〕按《徐铉注说文》云：芋犹吁也。大叶实根，骇吁人也。吁音芋，疑怪貌。又《史记》：卓文君云岷山之下，野有蹲鸱，至死不饥。《注》云：芋也。盖芋魁之状，若鸱之蹲坐故也。芋魁，《东汉书》作芋渠。渠，魁义同。

【集解】

〔弘景曰〕芋，钱塘最多。生则有毒，味莶不可食。种芋三年，不采则成稆芋。又别有野芋，名老芋，形叶相似如一，根并杀人。

〔恭曰〕芋有六种：青芋、紫芋、真芋、白芋、连禅芋、野芋也。其类虽多，苗并相似。茎高尺余，叶大如扇，似荷叶而长，根类薯蓣而圆。其青芋多子，细长而毒多，初煮头灰汁，更易水煮熟，乃堪食尔。白芋、真芋、连禅、紫芋，并毒少，正可煮啖之。兼肉作羹甚佳。蹲鸱之饶，盖谓此也。野芋大毒，不可啖之。关陕诸芋遍有，山南、江左惟有青、白、紫三芋而已。

〔颂曰〕今处处有之，闽、蜀、淮、楚尤多植之。种类虽多，大抵性效相近。蜀川出者，形圆而大，状若蹲鸱，谓之芋魁。彼长种以当粮食而度饥年。江西、闽中出者，形长而大。其细者如卵，生于魁旁，食之尤美。凡食芋并须栽莳者。其野芋有大毒，不可食。

〔宗奭曰〕江浙、二川者最大而长。京洛者差圆小，然味佳，他处不及也。当心出苗者为芋头，四边附之而生者为芋子，八九月已后掘食之。

〔时珍曰〕芋属虽多，有水、旱二种：旱芋山地可种，水芋水田莳之。叶皆相似，但水芋味胜。茎亦可食。芋不开花，时或七八月间有开者，抽茎生花黄色，旁有一长萼护之，如半边莲花之状也。按《郭义恭广志》云：芋凡十四种：君子芋，魁大如斗；赤鹮芋，即连禅芋，魁大子少；白果芋，魁大子繁，亩收百斛；青边芋、旁巨芋、车毂芋三种，并魁大子少，叶长丈余；长味芋，味美，茎亦可食；鸡子芋，色黄；九面芋，大而不美；青芋、曹芋、象芋，皆不可食，惟茎可作菹；旱芋，九月熟；蔓芋，缘枝生，大者如二三升也。

芋子

【气味】

辛，平，滑，有小毒。

〔大明曰〕冷。

〔弘景曰〕生则有毒，味蓊不可食。性滑下石，服饵家所忌。

〔恭曰〕多食动缩冷。

〔宗奭曰〕多食难克化，滞气困脾。

【主治】

宽肠胃，充肌肤，滑口。（《别录》）

冷啖，疗烦热，止渴。（苏颂）

令人肥白，开胃通肠闭。产妇食之，破血；饮汁，止血渴。（藏器）

破宿血，去死肌。和鱼煮食，甚下气，调中补虚。（《大明》）

【发明】

〔诜曰〕芋，白色者无味，紫色者破气。煮汁啖之，止渴。十月后晒干收之，冬月食不发病。他时月不可食。又和鲫鱼、鳢鱼作臛良。久食，治人虚劳无力。又煮汁洗腻衣，白如玉也。

〔《大明》曰〕芋以姜同煮过，换水再煮，方可食之。

【附方】旧二，新二。

腹中癖气生芋子一斤压破，酒五斤渍二七日。空腹每饮一升，神良。《韦宙独行方》。

身上浮风芋煮汁浴之。慎风半日。《孟诜食疗》。

疮冒风邪肿痛。用白芋烧灰傅之。干即易。《千金方》。

头上软疖用大芋捣傅之，即干。《简便方》。

叶茎

【气味】

辛，冷，滑，无毒。

【主治】

除烦止泻，疗妊妇心烦迷闷，胎动不安。又盐研，傅蛇虫咬，并痛肿毒痛，及署毒箭。（《大明》）

梗：擦蜂螫尤良。（宗奭）

汁：涂蜘蛛伤。（时珍）

【发明】

〔慎微曰〕《沈括笔谈》云：处士刘阳隐居王屋山，见一蜘蛛为蜂所螫，坠地，腹鼓欲裂，徐行入草，啮破芋梗，以疮就啮处磨之，良久腹消如故。自后用治蜂螫有验，由此。

【附方】 新一。

黄水疮芋苗晒干，烧存性研搽。邵真人《经验方》。

【附录】

野芋

〔弘景曰〕野芋形叶与芋相似，芋种三年不采成梠芋（音吕），并能杀人。误食之烦闷垂死者，惟以土浆及粪汁、大豆汁饮之。则活矣。

〔藏器曰〕野芋生溪涧侧，非人所种者，根、叶相似。又有天荷，亦相似而大。

〔时珍曰〕小者为野芋；大者为天荷，俗名海芋。详见草部毒草类。野芋根辛冷，有大毒。醋摩傅虫疮恶癣。其叶捣涂毒肿初起无名者即消，亦治蜂、虿螫，涂之良。

山 丹 （《日华》）

【释名】

红百合 （《日华》）

连珠 （同）

川强瞿 （《通志》）

红花菜

【集解】

〔诜曰〕百合红花者名山丹。其根食之不甚良，不及白花者。

〔时珍曰〕山丹根似百合，小而瓣少，茎亦短小。其叶狭长而尖，颇似柳叶，与百合迥别。四月开红花，六瓣不四垂，亦结小子。燕、齐人采其花蹛未开者，干而货之，名红花菜。卷丹茎叶虽同而稍长大。其花六瓣四垂，大于山丹。四月结子在枝叶间，入秋开花在颠顶，诚一异也。其根有瓣似百合，不堪食，别一种也。

根

【气味】

甘，凉，无毒。《正要》云：平。

【主治】

疮肿、惊邪。（《大明》）

女儿崩中。（时珍）

花

【气味】

同根。

【主治】

活血。其蕊，傅疔疮恶肿。（时珍）

东风菜（宋《开宝》）

【释名】

冬风

〔志曰〕此菜先春而生，故有东风之号。一作冬风，言得冬气也。

【集解】

〔志曰〕东风菜生岭南平泽。茎高二三尺，叶似杏叶而长，极厚软，上有细毛，煮食甚美。

〔时珍曰〕按《裴渊广州记》云：东风菜，花、叶似落妊娠，茎紫。宜肥肉作羹食，香气似马兰，味如酪。

【气味】

甘，寒，无毒。

【主治】

风毒壅热，头痛目眩，肝热眼赤，堪入羹臛食。《开宝》

第二十八卷 菜部（三）

冬 瓜（《本经》上品）

【校正】

今并入白瓜子。

【释名】

白瓜 （《本经》）

水芝 （同上）

地芝 《广雅》

〔志曰〕冬瓜经霜后，皮上白如粉涂，其子亦白，故名白冬瓜，而子云白瓜子也。

〔时珍曰〕冬瓜，以其冬熟也。又贾思勰云：冬瓜正二三月种之。若十月种者，结瓜肥好，乃胜春种。则冬瓜之名或又以此也。《别录》白冬瓜原附于《本经》瓜子之下。宋《开宝本草》加作白瓜子，复分白冬瓜为《别录》一种。遂致诸注辩说纷纷。今并为一。

【集解】

〔《别录》曰〕白瓜子生蒿高平泽，冬瓜仁也。八月采之。

〔颂曰〕今处处园圃莳之。其实生苗蔓下，大者如斗而更长，皮厚而有毛，初生正青绿，经霜则白粉。人家多藏蓄弥年，作菜果。入药须霜后取，置之经年，破出核洗，燥乃擂取仁用之。亦堪单作服饵。

〔时珍曰〕冬瓜三月生苗引蔓，大叶团而有尖，茎叶皆有刺毛。六七月开黄花，结实大者径尺余，长三四尺，嫩时绿色有毛，老则苍色有粉，其皮坚厚，其肉肥白。其瓤谓之瓜练，白虚如絮，可以浣练衣服。其日谓之瓜犀，在瓤中成列。霜后取之，其肉可煮为茹，可蜜为果。其子仁亦可食。盖兼蔬、果之用。凡收瓜忌酒、漆、麝香及糯米，触之必烂。

白冬瓜

【气味】

甘，微寒，无毒。

〔弘景曰〕冷利。

【主治】

小腹水胀，利小便，止渴。（《别录》）

捣汁服，止消渴烦闷，解毒。（弘景）

益气耐老，除心胸满，去头面热。（孟诜）

消热毒痈肿。切片摩痱子，甚良。（《大明》）

利大小肠，压丹石毒。（苏颂）

【发明】

〔诜曰〕热者食之佳，冷者食之瘦人。煮食练五脏，为其下气故也。欲得体瘦轻健者，则可长食之；若要肥，则勿食也。

〔宗奭曰〕凡患发背及一切痈疽者，削一大块置疮上，热则易之，分散热毒气甚良。

〔震亨曰〕冬瓜性走而急。寇氏谓其分散热毒气，盖亦取其走而性急也。久病者、阴虚者忌之。孙真人言：九月勿食，令人反胃。须被霜食之乃佳。

〔诜曰〕取瓜一颗和桐叶与猪食之，一冬更不要与诸物食，自然不饥，长三四倍也。

【附方】旧八，新六。

积热消渴 白瓜去皮，每食后吃三二两，五七度良。孟诜《食疗》。

消渴不止 冬瓜一枚削皮，埋湿地中，一月取出，破开取清水日饮之，或烧熟绞汁饮之。《圣济总录》。

消渴骨蒸 大冬瓜一枚去瓢，入黄连末填满，安瓮内，待瓜消尽，同研，丸梧子大。每服三四十丸，煎冬瓜汤下。《经验》。

产后痢渴 久病津液枯竭，四肢浮肿，口舌干燥。用冬瓜一枚，黄土泥厚五寸，煨熟绞汁饮。亦治伤寒痢渴。《古今录验》。

小儿渴利 冬瓜汁饮之。《千金》。

小儿魃病 寒热如疟。用冬瓜、蔩蓄各四两，水二升，煎汤浴之。《千金方》。

婴孩寒热 冬瓜炮熟，绞汁饮。《子母秘录》。

水病危急 冬瓜不拘多少，任意吃之，神效无比。《兵部手集》。

十种水气 浮肿喘满。用大冬瓜一枚，切盖去瓢，以赤小豆填满，盖合签定，以纸筋泥固济，日干，用糯糠两大箩，入瓜在内，煨至火尽，取出切片，同豆焙干为末，水糊丸梧子大。每服七十丸，煎冬瓜子汤下，日三服，小便利为度。《杨氏家藏方》。

发背欲死 冬瓜截去头，合疮上。瓜烂，截去更合之。瓜未尽，疮已小敛矣。乃用膏贴之。《肘后方》。

痔疮肿痛冬瓜煎汤洗之。《神珍方》。

马汗入疮干冬瓜烧研，洗净傅之。

食鱼中毒冬瓜汁饮之，良。《小品方》。

面黑令白冬瓜一个，竹刀去皮切片，酒一升半，水一升，煮烂滤去滓，熬成膏，瓶收，每夜涂之。《圣济总录》。

瓜练（瓤也）

【气味】

甘，平，无毒。

【主治】

绞汁服，止烦躁热渴，利小肠，治五淋，压丹石毒。（甄权）

洗面燥身，去𪒟𪒟。令人悦泽白皙。（时珍）

【附方】 新二。

消渴烦乱冬瓜瓤干者一两，水煎饮。《圣惠方》。

水肿烦渴小便少者。冬瓜白瓤，水煮汁，淡饮之。《圣济总录》。

白瓜子

〔《别录》曰〕冬瓜仁也。八月采之。

【正误】

〔恭曰〕此甘瓜也。甘字似白字，后人误写耳。当改从甘字。

〔志曰〕《本草注》：白瓜子，冬瓜仁也。苏氏所言，殊为孟浪。且甘瓜即甜瓜，亦有青、白二种。其子色黄，主疗与冬瓜全异。但冬瓜经霜有白衣，其子亦白，白瓜之号因斯而得。况诸方惟用冬瓜子，不见用甘瓜子者。苏说不可凭也。

【气味】

甘，平，无毒。

〔《别录》曰〕寒。久服寒中

【主治】

令人悦泽好颜色，益气不饥。久服，轻身耐老。（《本经》）

除烦满不乐。可作面脂。（《别录》）

去皮肤风及黑𪒟。润肌肤。（《大明》）

治肠痈。（时珍）

【发明】

〔颂曰〕冬瓜仁，亦堪单作服饵。又研末作汤饮，及作面脂药，并令人好颜色光泽。《宗懔荆楚岁时记》云：七月，采瓜犀以为面脂。即瓜瓣也。亦堪作澡豆。

〔宗奭曰〕服食方亦稀用之。

【附方】 旧二，新五。

服食法取冬瓜仁七升，以绢袋盛，

投三沸汤中，须臾取曝干，如此三度，又与清苦酒渍之二宿，曝干为末，日服方寸匕。令人肥悦明目，延年不老。又法：取子三五升，去皮为丸，空心日服三十丸。令人白净如玉。孟诜《食疗》。

补肝明目治男子五劳七伤，明目。用冬瓜仁，方同上。《外台秘要》。

悦泽面容白瓜仁五两，桃花四两，白杨皮二两，为末。食后饮服方寸匕，日三服。欲白加瓜仁，欲红加桃花。三十日面白，五十日手足俱白。一方有橘皮，无杨皮。《肘后方》。

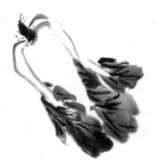

多年损伤不瘥者。瓜子末，温酒服之。孙真人方。

消渴不止小便多。用干冬瓜子、麦门冬、黄连各二两，水煎饮之。冬瓜苗叶俱治消渴，不拘新干。《摘玄方》。

男子白浊陈冬瓜仁炒为末，每空心米饮服五钱。《救急易方》。

女子白带方同上。

瓜皮

【主治】

可作丸服，亦入面脂。（苏颂）

主驴马汗入疮肿痛，阴干为末涂之。又主折伤损痛。（时珍）

【附方】新二。

跌扑伤损用于冬瓜皮一两，真牛皮胶一两，锉入锅内炒存性，研末。每服五钱，好酒热服。仍饮酒一瓯，厚盖取微汗。其痛即止，一宿如初，极效。《摘玄方》。

损伤腰痛冬瓜皮烧研，酒服一钱。《生生编》。

叶

【主治】

治肿毒，杀蜂，疗蜂叮。（大明）

主消渴，疟疾寒热。又焙研，傅多年恶疮。（时珍）

【附方】新一。

积热泻痢冬瓜叶嫩心，拖面煎饼食之。《海上名方》。

藤

【主治】

烧灰，可出绣黶。煎汤，洗黑䵟并疮疥。（《大明》）

捣汁服，解木耳毒，煎水，洗脱肛。烧灰，可淬铜、铁，伏砒石。（时珍）

南 瓜 （《纲目》）

【集解】

〔时珍曰〕南瓜种出南番，转入闽、浙，今燕京诸处亦有之矣。三月下种，宜沙沃地。四月生苗，引蔓甚繁，一蔓可延十余丈，节节有根，近地即着。其茎中空。其叶状如蜀葵而大如荷叶。八九月开黄花，如西瓜花。结瓜正圆，大如西瓜，皮上有棱如甜瓜。一本可结数十颗，其色或绿或黄或红。经霜收置暖处，可留至春。其子如冬瓜子。其肉厚色黄，不可生食，惟去皮瓤瀹食，味如山药。同猪肉煮食更良，亦可蜜煎。按王祯《农书》云：浙中一种阴瓜，宜阴地种之。秋熟色黄如金，皮肤稍厚，可藏至春，食之如新。疑此即南瓜也。

【气味】

甘，温，无毒。

〔时珍曰〕多食发脚气、黄疸。不可同羊肉食，令人气壅。

【主治】

补中益气。（时珍）

苦 瓜 （《救荒》）

【释名】

锦荔枝 （《救荒》）

癞葡萄

〔时珍曰〕苦以味名。瓜及荔枝、葡萄，皆以实及茎、叶相似得名。

【集解】

〔周宪王曰〕锦荔枝即癞葡萄，蔓延草木。茎长七八尺，茎有毛涩。叶似野葡萄，而花又开黄花。实大如鸡子，有皱纹，似荔枝。

〔时珍曰〕苦瓜原出南番，今闽、广皆种之。五月下子，生苗引蔓，茎叶卷须，并如葡萄而小。七八月开小黄花，五瓣如碗形。结瓜长者四五寸，短者二三寸，青色，皮上疣瘩如癞及荔枝壳状，熟则黄色自裂，内有红瓤裹子。瓤味甘可食。其子形扁如瓜子，亦有痱癗。南人以青皮煮肉及盐酱充蔬，苦涩有青气。按《费信星槎胜览》云：苏门答刺国一等瓜，皮若荔枝，未剖时甚臭如烂蒜，剖开如囊，味如酥，香甜可口。疑此即苦瓜也。

瓜

【气味】

苦，寒，无毒。

【主治】

除邪热，解劳乏，清心明目。
（时珍《生生编》）

子

【气味】

苦、甘、无毒。

【主治】

益气壮阳。（时珍）

紫　菜（《食疗》）

【释名】

紫䔄（音软）

【集解】

〔诜曰〕紫菜生南海中，附石。
正青色，取而干之则紫色。

〔时珍曰〕闽、越海边悉有之。
大叶而薄。彼人挪成饼状，晒干货之，
其色正紫，亦石衣之属也。

【气味】

甘，寒，无毒。

〔藏器曰〕多食令人腹痛发气，
吐白沫。饮热醋少许，即消。

【主治】

热气烦塞咽喉，煮汁饮之。（孟
诜）

病瘿瘤脚气者，宜食之。（时珍）

【发明】

〔震亨曰〕凡瘿结积块之疾，宜
常食紫菜，乃咸能软坚之义。

第二十九卷　果部（一）

梅（《本经》中品）

【释名】

〔时珍曰〕梅古文作槑，像子在木上之形。梅乃杏类，故反杏为槑。书家讹为甘木。后作梅，从每，谐声也。或云：梅者媒也，媒合众味。故书云：若作和羹，尔惟盐梅。而梅字亦从某也。《陆佃埤雅》言梅入北方变为杏，郭璞注《尔雅》以柟为梅，皆误矣。柟即枏木，荆人呼为梅，见陆玑《草木疏》。

【集解】

〔《别录》曰〕梅实生汉中山谷。五月采实，火干。

〔颂曰〕今襄汉、川蜀、江湖、淮岭皆有之。

〔时珍曰〕按陆玑《诗疏》云：梅，杏类也。树、叶皆略似杏，叶有长尖，先众木而花。其实酢，曝干为脯，入羹臛齑中，又含之可以香口。子赤者材坚，子白者材脆。《范成大梅谱》云：江梅，野生者，不经栽接，花小而香，子小而硬。消梅，实圆松脆，多液无滓，惟可生啖，不入煎造。绿萼梅，枝跗皆绿。重叶梅，花叶重叠，结实多双。红梅，花色如杏。杏梅，色淡红，实扁而斑，味全似杏。鸳鸯梅，即多叶红梅也，一蒂双实。一云：苦楝接梅，则花带黑色。《谭子化书》云：李接桃而本强者其实毛，梅接杏而本强者其实甘。梅实采半黄者，以烟熏之为乌梅；青者盐淹曝干为白梅。亦可蜜煎、糖藏，以充果订。熟者笮汁晒收为梅酱。惟乌梅、白梅可入药。梅酱夏月可调渴水饮之。

实

【气味】

酸，平，无毒。

〔大明曰〕多食损齿伤筋，蚀脾胃，令人发膈上痰热。服黄精人忌食之。食梅齿 者，嚼胡桃肉解之。《物类相感志》云：梅子同韶粉食，则不酸、不软牙。

【发明】

〔宗奭曰〕食梅则津液泄者，水生木也。津液泄则伤肾，肾属水，外为齿故也。

〔时珍曰〕梅，花开于冬而熟于夏，得木之全气，故其味最酸，所谓曲直作酸也。肝为乙木，胆为甲木。人之舌下有四窍，两窍通胆液，故食梅则津生者，类相感应也。故《素问》云：味过于酸，肝气以津。又云：酸走筋，筋病无多食酸。不然，物之味酸者多矣，何独梅能生津耶？

乌梅

【修治】

〔弘景曰〕用须去核，微炒之。

〔时珍曰〕造法：取青梅篮盛，于突上熏黑。若以稻灰淋汁润湿蒸过，则肥泽不蠹。

【气味】

酸，温、平、涩，无毒。

〔杲曰〕寒，忌猪肉。

【主治】

下气，除热烦满，安心，止肢体痛，偏枯不仁，死肌，去青黑痣，蚀恶肉。（《本经》）

去痹，利筋脉，止下痢，好唾口干。（《别录》）

水渍汁饮，治伤寒烦热。（弘景）

止渴调中，去痰治疟瘴，止吐逆霍乱，除冷热痢。（藏器）

治虚劳骨蒸，消酒毒，令人得睡。和建茶、干姜为丸服，止休息痢，大验。（《大明》）

敛肺涩肠，止久嗽泻痢，反胃噎膈，蛔厥吐利，消肿涌痰，杀虫，解鱼毒、马汗毒、硫黄毒。（时珍）

白梅

【释名】

盐梅　霜梅

【修治】

取大青梅以盐汁渍之，日晒夜渍，十日成矣。久乃上霜。

【气味】

酸、咸，平，无毒。

【主治】

和药点痣，蚀恶肉。（弘景）

刺在肉中者，嚼傅之即出。（孟诜）

治刀箭伤，止血，研烂傅之。（大明）

乳痈肿毒，杵烂贴之，佳。（汪颖）

除痰。（苏颂）

治中风惊痫，喉痹痰厥僵仆。牙关紧闭者，取梅肉揩擦牙龈，涎出即开。又治泻痢烦渴，霍乱吐下，下血血崩，功同乌梅。（时珍）

【发明】

〔弘景曰〕生梅、乌梅、白梅，功应相似。

〔好古曰〕乌梅，脾、肺二经血分药也。能收肺气，治燥嗽。肺欲收，急食酸以收之。

〔时珍曰〕乌梅、白梅所主诸病，皆取其酸收之义。惟张仲景治蛔厥乌梅丸及虫䘌方中用煮，取虫得酸即止之义，稍有不同耳。《医说》载：曾鲁公痢血百余日，国医不能疗。陈应之用盐水梅肉一枚研烂，合腊茶，入醋服之，一啜而安。大丞梁庄肃公亦痢血，应之用乌梅、胡黄连、灶下土等分为末，茶调服，亦效。盖血得酸则敛，得寒则止，得苦则涩故也。其蚀恶疮胬肉，虽是酸收，却有物理之妙。说出《本经》。其法载于《刘涓子鬼遗方》：用乌梅肉烧存性研，傅恶肉上，一夜立尽。《圣惠》用乌梅和蜜作饼贴者，其力缓。按杨起《简便方》云：起臂生一疽，脓溃百日方愈，中有恶肉突起，如蚕豆大，月余不消，医治不效。因阅本草得此方，试之，一日夜去其大半，再上一日而平。乃知世有奇方如此，遂留心搜刻诸方，始基于此方也。

【附方】旧十三，新二十。

诸疮胬肉方见上。

痈疽疮肿已溃未溃皆可用。盐白梅烧存性为末，入轻粉少许，香油调，涂四围。《王氏简易方》。

喉痹乳蛾冰梅丸：用青梅二十枚，盐十二两，淹五日，取梅汁，入明矾三两，桔梗、白芷、防风各二两，猪牙皂角三十条，俱为细末，拌汁和梅入瓶收之。每用一枚，噙咽津液。凡中风痰厥，牙关不开，用此擦之尤佳。《总录》：用白梅包生矾末作丸含咽，或纳吞之。

消渴烦闷乌梅肉二两，微炒为末。每服二钱，水二盏，煎一盏，去滓，入豉二百粒，煎至半盏，温服。《简要济众方》。

泄痢口渴乌梅煎汤，日饮代茶。扶寿精方。

产后痢渴乌梅肉二十个，麦门冬十二分，每以一升，煮七合，细呷之。《必效方》。

赤痢腹痛《直指》：用陈白梅同真茶、蜜水各半，煎饮之。《圣惠》：用乌梅肉（炒）、黄连各四两，为末，炼蜜丸梧子大。每米饮服二十丸，日三服。

便痢脓血乌梅一两去核，烧过为末。每服二钱，米饮下，立止。《圣济总录》。

久痢不止肠垢已出。《肘后》：用乌梅肉二十个，水一盏，煎六分，食前分二服。袖珍：用乌梅肉、白梅肉各七个捣烂，入乳香末少许，杵丸梧桐子大。每服二三十丸，茶汤下。日三。

大便下血及酒痢、久痢不止。用乌梅三两，烧存性为末，醋煮米糊和，丸梧子大。每空心米饮服二十丸，日三。《济生方》。

小便尿血乌梅烧存性研末，醋糊丸梧子大。每服四十丸，酒下。

血崩不止乌梅肉七枚，烧存性研末。米饮服之，日二。

大便不通气奔欲死者。乌梅十颗，汤浸去核，丸枣大。纳入下部，少时即通。《食疗本草》。

霍乱吐利盐梅煎汤，细细饮之。《如宜方》。

蛔虫上行出于口鼻。乌梅煎汤频饮，并含之，即安。《食鉴本草》。

水气满急乌梅、大枣各三枚，水四升，煮二升，纳蜜和匀，含咽之。《圣济总录》。

梅核膈气取半青半黄梅子，每个用盐一两淹一日夜。晒干。又浸又晒，至水尽乃止。用青钱三个，夹二梅，麻线缚定，通装磁罐内封埋地下，百日取出。每用一枚，含之咽汁，入喉即消。收一年者治一人，二年者治二人，其妙绝伦。《龚氏经验方》。

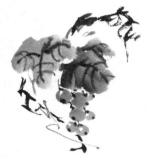

心腹胀痛短气欲绝者。乌梅二七枚，水五升，煮一沸，纳大钱二七枚，煮二升半，顿服之。《肘后》。

劳疟劣弱乌梅十四枚，豆豉二合，桃、柳枝各一虎口，甘草三寸，生姜一块，以童子小便二升，煎一半，温服即止。《图经本草》。

久咳不已乌梅肉微炒，罂粟壳去筋膜蜜炒，等分为末。每服二钱，睡时蜜汤调下。

痰厥头痛如破者。乌梅肉三十个，盐三撮，酒三升，煮一升，顿服取吐即愈。《肘后方》。

伤寒头痛肚热，胸中烦痛，四五日不解。乌梅十四枚，盐五合，水一升，煎半升，温服取吐。吐后避风，良。《梅师方》。

折伤金疮干梅烧存性傅之，一宿瘥。《千金方》。

马汗入疮作痛。用乌梅连核捣烂，以头醋和傅。仍先刺疮，出去紫血，乃傅之系足。《经验方》。

猘犬伤毒乌梅末，酒服二钱。《千金》。

指头肿毒痛甚者。乌梅肉和鱼鲊捣，封之妙。《李楼奇方》。

伤寒䘌疮生下部者。乌梅肉三两炒为末，炼蜜丸梧子大。以石榴根皮煎汤，食前下三十丸。《圣惠方》。

小儿头疮乌梅烧末，生油调涂。《圣济录》。

香口去臭曝干梅脯，常时含之。

硫黄毒发令人背膊疼闷，目暗漠漠。乌梅肉焙一两。沙糖半两，浆水一大盏，煎七分，呷之。《总录》。

核仁

【气味】

酸，平，无毒。

【主治】

明目，益气，不饥。（吴普）

除烦热。（孟诜）

治代指忽然肿痛，捣烂。和醋浸之。时珍。《肘后方》。

花

【气味】

微酸，涩，无毒。

【发明】

〔时珍曰〕白梅花古方未见用者。近时有梅花汤：用半开花，溶蜡封花口，投蜜罐中，过时以一两朵同蜜一匙点沸汤服。又有蜜渍梅花法：用白梅肉少许，浸雪水，润花，露一宿，蜜浸荐酒。又梅花粥法：用落英入熟米粥再煮食之。故杨诚斋有"蜜点梅花带露餐"及"脱蕊收将熬粥吃"之句，皆取其助雅致、清神思而已。

叶

【气味】

酸，平，无毒。

【主治】

休息痢及霍乱，煮浓汁饮之。（《大明》）

〔藏器曰〕蒿阳子言：清水揉梅叶，洗蕉葛衣，经夏不脆。有验。

〔时珍曰〕夏衣生霉点，梅叶煎汤洗之即去，甚妙。

【附方】旧一，新二。

中水毒病初起头痛恶寒，心烦拘急，旦醒暮剧。梅叶捣汁三升饮之良。《肘后》。

下部虫䘌梅叶、桃叶一斛，杵烂蒸极热，内小器中，隔布坐蒸之，虫尽死也。《外台秘要》。

月水不止梅叶焙，棕榈皮灰，各等分为末。每服二钱，酒调下。《圣济总录》。

根

【主治】

风痹，《别录》。出土者杀人。

初生小儿，取根同桃、李根煮汤浴之，无疮热之患。《崔氏纂要》。

煎汤饮，治霍乱，止休息痢。《大明》。

枣（《本经》上品）

【释名】

〔时珍曰〕按陆佃《埤雅》云：大曰枣，小曰棘。棘，酸枣也。棘性高，故重束；棘性低，故并束。束音次。枣、棘皆有刺针，会意也。

【集解】

〔《别录》曰〕枣生河东平泽。

〔弘景曰〕世传河东猗氏县枣特异。今青州出者形大而核细，多膏甚甜。郁州玄市者亦好，小不及耳。江东临沂、金城枣形大而虚。少脂，好者亦可用之。南枣大恶，不堪啖。

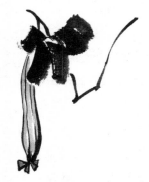

〔颂曰〕近北州部皆出枣，惟青州之种特佳。晋州、绛州者虽大，而不及青州肉厚也。江南出者，坚燥少脂。今园圃种莳者，其种甚多。美者有水菱枣、御枣之类，皆不堪入药，盖肌肉轻虚故也。南郡人煮而曝干，皮薄而皱，味更甘于他枣，谓之天蒸枣，亦不入药。按郭璞注《尔雅》云：壶枣大而锐，犹壶瓠也。边，腰枣也，细腰，今谓之辘轳枣。栯，白枣也，子白乃熟。洗，大枣也，出河东猗氏县，大如鸡卵。遵，羊枣也，实小紫黑，俗名羊矢枣。樲，酸枣也，木小而实酢。还味，棯枣也，其味短。

蹶泄，苦枣也，其味苦。晰，无实枣也。

〔宗奭曰〕大枣先青州，次晋州，皆可晒曝入药，益脾胃。余者止可充食用耳。青州人以枣去皮核，焙干为枣圈，以为奇果。有御枣，甘美轻脆，后众枣熟而易生虫，今人所谓扑落酥者是也。又有牙枣，先众枣熟，亦甘美，微酸而尖长。二枣皆可啖，不堪收曝。

〔时珍曰〕枣木赤心有刺。四月生小叶，尖觥光泽。五月开小花，白色微青。南北皆有，惟青、晋所出者肥大甘美，入药为良。其类甚繁，《尔雅》所载之外，郭义恭《广志》有狗牙、鸡心、牛头、羊角、狝猴、细腰、赤心、三星、骈白之名，又有木枣、氏枣、桂枣、夕枣、灌枣、墟枣、蒸枣、白枣、丹枣、棠枣，及安邑、信都诸枣。谷城紫枣长二寸，羊角枣长三寸。密云所出小枣，脆润核细，味亦甘美，皆可充果食，不堪入药。入药须用青州及晋地晒干大枣为良。按贾思勰《齐民要术》云：凡枣全赤时，日日撼而收曝，则红皱。若半赤收者，肉未充满，干即色黄赤，收者，味亦不佳。《食经》作干枣法：须治净地，铺菰箔之类承枣，日晒夜露，择去胖烂，曝干收之。切而晒干

者为枣脯。煮熟榨出者为枣膏，亦曰枣瓤。蒸熟者为胶枣，加以糖、蜜拌蒸则更甜；以麻油叶同蒸，则色更润泽。捣枣胶晒干者为枣油，其法取红软干枣入釜，以水仅淹平，煮沸漉出，砂盆研细，生布绞取汁，涂盘上晒干，其形如油，以手摩刮为末收之。每以一匙，投汤碗中，酸甜味足，即成美浆，用和米，最止饥渴、益脾胃也。卢谌《祭法》云：春祀用枣油，即此。

生枣

【气味】

甘、辛，热，无毒。多食令人寒热。凡羸瘦者不可食。

〔思邈曰〕多食令人热渴膨胀，动脏腑，损脾元，助湿热。

大枣

【释名】

干枣 （《别录》）

美枣 （《别录》）

良枣

〔别录曰〕八月采，曝干。

〔瑞曰〕此即晒干大枣也。味最良美，故宜入药。今人亦用胶枣之肥大者。

【气味】

甘，平，无毒。

〔思邈曰〕甘、辛，热，滑，无毒。

〔杲曰〕温。

〔大明曰〕有齿病、疳病、虫䘌人不宜啖枣，小儿尤不宜食。又忌与葱同食，令人五脏不和；与鱼同食，令人腰腹痛。

〔时珍曰〕今人蒸枣多用糖、蜜拌过，久食最损脾、助湿热也。啖枣多，令人齿黄生䘌，故嵇康《养生论》云：齿处晋而黄，虱处头而黑。

【主治】

心腹邪气，安中，养脾气，平胃气，通九窍，助十二经，补少气、少津液、身中不足，大惊四肢重，和百药。久服轻身延年。（《本经》）。

〔宗奭曰〕煮取肉，和脾胃药甚佳。

补中益气，坚志强力，除烦闷，疗心下悬，除肠澼。久服不饥神仙。（《别录》）

润心肺，止嗽，补五脏，治虚损，除肠胃癖气。和光粉烧，治疳痢。（《大明》）

小儿患秋痢，与蚛枣食之良。（孟诜）

杀乌头、附子、天雄毒。（之才）

和阴阳，调荣卫，生津液。（李杲）

【发明】

〔弘景曰〕道家方药，以枣为佳饵。其皮利，肉补虚，所以合汤皆擘之也。

〔杲曰〕大枣气味俱厚，阳也。温以补不足，甘以缓阴血。

〔成无己曰〕邪在荣卫者，辛甘以解之。故用姜、枣以和营卫，生发脾胃升腾之气。张仲景治奔豚，用大枣滋脾土以平肾气也。治水饮胁痛有十枣汤，益土而胜水也。

〔震亨曰〕枣属土而有火，味甘性缓。甘先入脾，补脾者未尝用甘。故今人食甘多者，脾必受病也。

〔时珍曰〕《素问》言枣为脾之果，脾病且食之。谓治病和药，枣为脾经血分药也。若无故频食，则生虫损齿，贻害多矣。按王好古云：中满者勿食甘，甘令人满。故张仲景建中汤心下痞者，减饧、枣、与甘草同例，此得用枣之方矣。又按许叔微《本事方》云：一妇病脏燥悲泣不止，祈祷备至。予忆古方治此证用大枣汤遂治，与服尽剂而愈。古人识病治方，妙绝如此。

又陈自明《妇人良方》云：程虎卿内人妊娠四五个月，遇昼则惨戚悲伤，泪下数欠，如有所凭，医巫兼治皆无益。管伯周说：先人曾语此，治须大枣汤乃愈。虎卿借方治药，一投而愈。方见下条，又摘玄方治此证，用红枣烧存性，酒服三钱，亦大枣汤变法也。

【附方】旧七，新十二。

调和胃气以干枣去核，缓火逼燥为末。量多少入少生姜末，白汤点服。调和胃气甚良。《衍义》。

反胃吐食大枣一枚去核，用斑蝥一枚去头翅，入在内，煨熟去蝥，空心食之，白汤下良。

小肠气痛大枣一枚去核，用斑蝥一枚去头、翅，入枣内，纸包煨熟，去蝥食枣，以桂心、毕澄茄汤下。《直指》。

伤寒热病后，口干咽痛，喜唾。大枣二十枚，乌梅十枚，捣入蜜丸含一。杏仁煎汁，甚效。《千金方》。

妇人脏燥悲伤欲哭，象若神灵，数欠者，大枣汤主之。大枣十枚，小麦一升，甘草二两，每服一两，水煎服之。亦补脾气。

妊娠腹痛大红枣十四枚，烧焦为末，以小便服之。《梅师》。

大便燥塞大枣一枚去核，入轻粉半钱缚定，煨熟食之，仍以枣汤送下。《直指》。

咒枣治疟执枣一枚，咒曰：吾有枣一枚，一心归大道。优他或优降，或劈火烧之。念七遍，吹枣上，与病人食之，即愈。《峋嵝神书》。

烦闷不眠大枣十四枚，葱白七茎，水三升，煮一升，顿服。《千金》。

上气咳嗽治伤中筋脉急，上气咳嗽者。用枣二十枚去核，以酥四两微火煎，入枣肉中泣尽酥，取收之。常含一枚，微微咽之取瘥。《圣惠方》。

肺疽吐血因啖辛辣、热物致伤者。用红枣连核烧存性，百药煎煅过，等分为末。每服二钱，米饮下。《三因》。

耳聋鼻塞不闻音声、香臭者。取大枣十五枚去皮核，蓖麻子三百枚去皮，和捣。绵裹塞耳、鼻，日一度。三十余日，闻声及香臭也。先治耳，后治鼻，不可并塞。孟诜《食疗》。

久服香身用大枣肉和桂心、白瓜仁、松树皮为丸，久服之。《食疗本草》。

走马牙疳新枣肉一枚，同黄蘗烧焦为末，油和傅之。若加砒少许更妙。王氏《博济》。

诸疮久坏不愈者。枣膏三升，煎水频洗，取愈。《千金》。

痔疮疼痛大肥枣一枚剥去皮，取

水银掌中，以唾研令极熟，傅枣瓢上，纳入下部良。《外台》。

下部虫痒蒸大枣取膏，以水银和捻，长三寸，以绵裹，夜纳下部中，明日虫皆出也。《肘后》。

卒急心疼《海上方》诀云：一个乌梅二个枣，七个杏仁一处捣。男酒女醋送下之，不害心疼直到老。

食椒闭气京枣食之即解也。《百一选方》。

三岁陈枣核中仁

【气味】

燔之，苦，平，无毒。

【主治】

腹痛邪气。（《别录》）

恶气卒疰忤。（孟诜）

核烧研，掺胫疮良。（时珍）

【发明】

〔时珍曰〕按《刘根别传》云：道士陈孜如痴人，江夏袁仲阳敬事之。孜曰：今春当有疾，可服枣核中仁二十七枚。后果大病，服之而愈。又云：常服枣仁，百邪不复干也。仲阳服之有效，则枣果有治邪之说矣。又《道书》云：常含枣核治气，令口行津液，咽之佳。谢承《后汉书》亦云：孟节能含枣核，不食可至十年也。此

皆藉枣以生津受气，而咽之又能达黄宫，以交离坎之义耳。

叶

【气味】

甘，温，微毒。

〔《别录》曰〕散服使人瘦，久即呕吐。

【主治】

覆麻黄，能令出汗。（《本经》）

和葛粉，揩热痱疮，良。（《别录》）

治小儿壮热，煎汤浴之。（《大明》）

【附方】新二。

小儿伤寒五日已后热不退。用枣叶半握，麻黄半两，葱白、豆豉各一合，童子小便二钟，煎一钟，分二服，取汗。（《总录》）

反胃呕哕干枣叶一两，藿香半两，丁香二钱半，每服二钱，姜三片，水一盏煎服。《圣惠方》。

木心

【气味】

甘，涩，温，有小毒。

【主治】

中蛊腹痛，面目青黄，淋露骨立。锉取一斛，水淹三寸，煮至二斗澄清，煎五升。旦服五合，取吐即愈。又煎红水服之，能通经脉。时珍。出《小品方》。

根

【主治】

小儿赤丹从脚跌起，煎汤频浴之。时珍。出《千金》。

【附方】 旧一。

令发易长 取东行枣根三尺，横安甑上蒸之，两头汗出，收取傅发，即易长。《圣惠方》。

皮

【主治】

同老桑树皮，并取北向者，等分，烧研。每用一合，井水煎，澄取清，洗目。一月三洗，昏者复明。忌荤、酒、房事。（时珍）

巴旦杏 （《纲目》）

【释名】

八担杏 （《正要》）

忽鹿麻

【集解】

〔时珍曰〕巴旦杏，出回回旧地，今关西诸土亦有。树如杏而叶差小，实亦尖小而肉薄。其核如梅核，壳薄而仁甘美。点茶食之，味如榛子。西人以充方物。

【气味】

甘，平、温，无毒。

【主治】

止咳下气，消心腹逆闷。时珍。出《饮膳正要》。

仲思枣 （宋《开宝》）

【释名】

仙枣

〔志曰〕北齐时有仙人仲思得此枣种之，因以为名。

【集解】

〔志曰〕仲思枣形如大枣，长二寸，正紫色，细文小核，味甘。今亦少有。

〔时珍曰〕按杜宝《大业拾遗记》云：隋时信都郡献仲思枣，长四寸，围五寸，肉肥核小有味，胜于青州枣，亦名仙枣。观此，由广志之西五母枣、谷城紫枣，皆此类也。

【气味】

甘，温，无毒。

【主治】

补虚益气，润五脏，去痰嗽冷气。久服令人肥健，好颜色，神仙不饥。《开宝》。

苦　枣（《食性》）

【释名】

噘泄（《尔雅》。名义未祥）

【集解】

〔士良曰〕苦枣处处有之。色青而小，味苦不堪，人多不食。

实

【气味】

苦，大寒，无毒。

【主治】

伤寒热伏在脏腑，狂荡烦满，大小便闭涩。取肉煮研，和蜜丸服。（士良）

第三十卷 果部（二）

山 楂（音渣 《唐本草》）

【校正】

《唐本草》木部赤爪木，宋《图经》外类棠梂子，丹溪补遗山楂，皆一物也。今并于一，但以山楂标题。

【释名】

赤爪子（侧巧切。《唐本》）

鼠楂（《唐本》）

猴楂（《危氏》）

茅楂（《日用》）

杭子（《音求》）

檕梅（音计。并《尔雅》）

羊梂唐本棠梂子（《图经》）

山里果（《食鉴》）

〔时珍曰〕山楂味似楂子，故亦名楂。世俗皆作查字，误矣。查（音槎）乃水中浮木，与楂何关？郭璞注《尔雅》云：杭（音求）树如梅。其子大如指头，赤色似小柰，可食。此即山楂也，世俗作梂字亦误矣。杭乃栎实，于梂何关？楂、杭之名，见于《尔雅》。自晋、宋以来，不知其原，但用查、梂耳。此物生于山原茅林中，猴、鼠喜食之，故又有诸名也。《唐本草》赤爪木当作赤枣，盖枣、爪音讹也，楂状似赤枣故尔。范成大《虞衡云》有赤枣子。王瑧《百一选方》云：山里红果，俗名酸枣，又名鼻涕团。正合此义矣。

【集解】

〔恭曰〕赤爪木，赤楂也。出山南、申、安、随诸州。小树高五六尺，叶似香菜。子似虎掌，大如小林檎，赤色。

〔藏器曰〕赤爪草，即鼠楂梂也。生高原。梂似小楂而赤，人食之。

〔颂曰〕棠梂子生滁州。二月开白花，随便结实，采无时。彼人用治下痢及腰疼有效。他处亦有，不入药用。

〔时珍曰〕赤爪、棠梂、山楂，一物也。古方罕用，故《唐本》虽有赤爪，后人不知即此也。自丹溪朱氏始著山楂之功，而后遂为要药。其类有二种，皆生山中。一种小者，山人呼为棠杭女、茅楂、猴楂，可入药用。树高数尺，叶有五尖，丫间有刺。三月开五出小白花。实有赤、黄二色，肥者如小林檎，小者如指头，九月乃熟，小儿采而卖之。闽人取熟者去皮核，捣和糖、蜜，作为楂糕，以充果物。其核状如牵牛子，黑色甚坚。一种大者，山人呼为羊杭子。树高丈余，花叶皆同，但实稍大而色黄绿，皮涩肉虚为异尔。初甚酸涩，经霜乃可食。功应相同，而采药者不收。

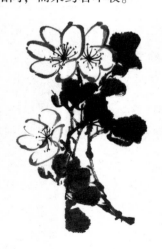

实

【修治】

〔时珍曰〕九月霜后取带熟者，去核曝干，或蒸熟去皮核，捣作饼子，日干用。

【气味】

酸，冷，无毒。

〔时珍曰〕酸、甘，微温。生食多令人嘈烦易饥，损齿，齿齲人尤不宜也。

【主治】

煮汁服，止水痢。沐头洗身，治疮痒。《唐本》

煮汁洗漆疮，多瘥。（弘景）

治腰痛有效。（苏颂）

消食积，补脾，治小肠疝气，发小儿疮疹。（吴瑞）

健胃，行结气。治妇人产后儿枕痛，恶露不尽，煎汁入沙糖服之，立效。（震亨）

化饮食，消肉积症瘕，痰饮痞满吞酸，滞血痛胀。（时珍）

化血块气块，活血。（宁原）

【发明】

〔震亨曰〕山楂大能克化饮食。若胃中无食积，脾虚不能运化，不思食者，多服之，则反克伐脾胃生发之气也。

〔时珍曰〕凡脾弱食物不克化，胸腹酸刺胀闷者，于每食后嚼二三枚，绝佳。但不可多用，恐反克伐也。按《物类相感志》言：煮老鸡、硬肉，入山楂数颗即易烂。则其消肉积之功，益可推矣。珍邻家一小儿，因食积黄肿，腹胀如鼓。偶往羊枿树下，取食之至饱。归而大吐痰水，其病遂愈。羊枿乃山楂同类，医家不用而有此效，则其功应相同矣。

【附方】新六。

偏坠疝气山棠梂肉、茴香（炒）各一两为末，糊丸梧子大。每服一百丸，空心白汤下。《卫生易简方》。

老人腰痛及腿痛。用棠梂子、鹿茸（炙）等分为末，蜜丸梧子大。每服百丸，日二服。

肠风下血用寒药、热药及脾弱药俱不效者。独用山里果（俗名酸枣，又名鼻涕团）干者为末，艾汤调下，应手即愈。《百一选方》。

痘疹不快干山楂为末，汤点服之，立出红活。又法：猴楂五个，酒煎入水，温服即出。《危氏得效方》。

痘疮干黑危困者。用棠梂子为末，紫草煎酒调服一钱。《全幼心鉴》。

食肉不消山楂肉四两，水煮食之，并饮其汁。《简便方》。

核

【主治】

吞之，化食磨积，治癞疝。（时珍）。

【附方】新二。

难产山楂核七七粒，百草霜为衣，酒吞下。《海上方》。

阴肾癞肿方见橄榄。

赤爪木

【气味】

苦，寒，无毒。

【主治】

水痢，头风身痒。《唐本》。

根

【主治】

消积，治反胃。（时珍）

茎叶

【主治】

煮汁，洗漆疮。时珍。出《肘后》。

柑 (宋《开宝》)

【释名】

木奴

〔志曰〕柑未经霜时犹酸，霜后甚甜，故名柑子。

〔时珍曰〕汉李衡种柑于武陵洲上，号为木奴焉。

【集解】

〔颂曰〕乳柑出西戎者佳。

〔志曰〕柑生岭南及江南。树似橘，实亦似橘而圆大，皮色生青，熟黄。惟乳柑皮入药，山柑皮疗咽痛，余皆不堪用。又有沙柑、青柑。体性相类。

〔藏器曰〕柑有朱柑、黄柑、乳柑、石柑、沙柑。橘有朱橘、乳橘、塌橘、山橘、黄淡子。此辈皮皆去气调中，实俱堪食，就中以乳柑为上也。

〔时珍曰〕柑，南方果也，而闽、广、温、台、苏、抚、荆州为盛，川蜀虽有不及之。其树无异于橘，但刺少耳。柑皮比橘色黄而稍厚，理稍粗而味不苦。橘可久留，柑易腐败。柑树畏冰雪，橘树略可。此柑、橘之异也。柑、橘皮今人多混用，不可不辨，详见橘下。按韩彦《直橘谱》云：乳柑，出温州诸邑，惟泥山者为最，以其味似乳酪故名。彼人呼为真柑，似以它柑为假矣。其木婆娑，其叶纤长，其花香韵，其实圆正，肤理如泽蜡，其大六七寸，其皮薄而味珍，脉不粘瓣，实不留滓，一颗仅二三核，亦有全无者，擘之香雾噀人，为柑中绝品也。生枝柑，形不圆，色青肤粗，味带微酸，留之枝间，可耐久也，俟味变甘，乃带叶折，故名。海红柑，树小而颗极大，有围及尺者，皮厚色红，可久藏，今狮头柑亦是其类也。洞庭柑，种出洞庭山，皮细味美，其熟最早也。甜柑，类洞庭而大，每颗必八瓣，不待霜而黄也。木柑，类洞庭，肤粗顽，瓣大而少液，故谓之木也。朱柑，类洞庭而大，色绝嫣红，其味酸，人不重之。馒头柑，近蒂起如馒头尖，味香美也。

【气味】

甘，大寒，无毒。

〔颂曰〕冷。

〔志曰〕多食令人肺冷生痰，脾冷发痼癖，大肠泻利，发阴汗。

【主治】

利肠胃中热毒，解丹石，止暴渴，

利小便。《开宝》。

【附方】 新一。

难产柑橘瓢阴干，烧存性，研末，温酒服二钱。《集效》。

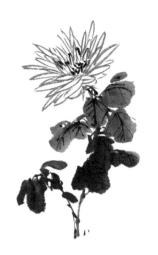

皮

【气味】

辛、甘，寒，无毒。

〔时珍曰〕橘皮苦辛温，柑皮辛甘寒。外形虽似，而气味不同。

〔诜曰〕多食令肺燥。

【主治】

下气调中。（藏器）

解酒毒及酒渴，去白焙研末，点汤入盐饮之。（《大明》）

治产后肌浮，为末酒服。（雷敩）

伤寒饮食劳复者，浓煎汁服。（时珍）

山柑皮：治咽喉痛效。（《开宝》）

核

【主治】

作涂面药。（苏颂）

叶

【主治】

聤耳流水或脓血。取嫩头七个。入水数滴，杵取汁滴之，即愈。（蔺氏）

橙（宋《开宝》）

【释名】

金球　鹄壳

〔时珍曰〕按陆佃《埤雅》云：橙，柚属也。可登而成之，故字从登。又谐声也。

【集解】

〔志曰〕橙，树似橘而叶大，其形圆，大于橘而香，皮厚而皱，八月熟。

〔时珍曰〕橙产南土，其实似柚而香，叶有两刻缺如两段，亦有一种气臭者。柚乃柑属之大者，早黄难留；

橙乃橘属之大者，晚熟耐久。皆有大小二种。按《事类合璧》云：橙树高枝，叶不甚类橘，则有刺。其实大者如碗，颇似朱栾，经霜早熟，色黄皮厚，蹙衄如沸，香气馥郁。其皮可以熏衣，可以芼鲜，可以和菹醢，可以为酱齑，可以蜜煎，可以糖制为橙丁，可以蜜制为橙膏。嗅之则香，食之则美，诚佳果也。

〔宗奭曰〕橙皮今止以为果，或合汤待宾，未见入药。宿酒未解者，食之速醒。

【气味】

酸，寒，无毒。

〔士良曰〕暖。多食伤肝气，发虚热。与獱肉同食，发头旋恶心。

〔时珍曰〕獱乃水獭之属也。诸家本草皆作槟榔，误矣。

【主治】

洗去酸汁，切和盐、蜜，煎成贮食，止恶心，能去胃中浮风恶气。（《开宝》）

行风气，疗瘿气，发瘰疬，杀鱼、蟹毒。（士良）

皮

【气味】

苦、辛，温，无毒。

【主治】

作酱、醋香美，散肠胃恶气，消食下气，去胃中浮风气。（《开宝》）

和盐贮食，止恶心，解酒病。（孟诜）

糖作橙丁，甘美，消痰下气，利膈宽中，解酒。（时珍）

【附方】新二。

香橙汤 宽中快气，消酒。用橙皮二斤切片，生姜五两切焙擂烂，入炙甘草末一两，檀香末半两，和作小饼。每嚼一饼，沸汤入盐送下。《奇效良方》。

痔疮肿痛 隔年风干橙子，桶内烧烟熏之，神效。《医方摘要》。

核

【主治】

面䵟粉刺，湿研，夜夜涂之。（时珍）

【附方】新一。

闪挫腰痛 橙子核炒研，酒服三钱即愈。《摄生方》

柚（音又 《日华》）

【释名】

櫾（与柚同）

条 （《尔雅》）

壶柑 （《唐本》）

臭橙 （《食性》）

朱栾

〔时珍曰〕柚色油然，其状如卣，故名。壶亦象形。今人呼其黄而小者为蜜筒，正此意也。其大者谓之朱栾，亦取团栾之象。最大者谓之香栾，《尔雅》谓之櫠（音废），又曰椵（音贾）。《广雅》谓之镭柚，镭亦壶也。桂海志谓之臭柚，皆一物。但以大小古今方言称呼不同耳。

【集解】

〔恭曰〕柚皮厚味甘，不似橘皮薄味辛而苦。其肉亦如橘，有甘有酸，酸者名壶柑。今俗人谓橙为柚，非矣。按《吕氏春秋》云：果之美者，江浦之橘，云梦之柚。郭璞云：柚出江南，似橙而实酢，大如橘。禹贡云：扬州厥包橘、柚。孔安国云：小曰橘，大曰柚，皆为柑也。

〔颂曰〕闽中、岭外、江南皆有柚，比橘黄白色而大。襄、唐间柚，色青黄而实小。其味皆酢，皮厚，不堪入药。

〔时珍曰〕柚，树、叶皆似橙。其实有大、小二种：小者如柑如橙；大者如瓜如升，有围及尺余者，亦橙之类也。今人呼为朱栾，形色圆正，都类柑、橙。但皮厚而粗，其味甘，其气臭，其瓣坚而酸恶不可食，其花甚香。南人种其核，长成以接柑、橘，云甚良也。盖橙乃橘属，故其皮皱厚而香，味苦而辛，柚乃柑属，故其皮粗厚而臭，味甘而辛。如此分柚与橙、橘自明矣。郭璞云：椵，大柚也。实大如盏，皮厚二三寸，子似枳，食之少味。范成大云：广南臭柚大如瓜，可食，其皮甚厚，染墨打碑，可代毡刷，且不损纸也。列子云：吴越之间有木焉，其名为櫾。碧树而冬青，实丹如味酸。食其皮汁，已愤厥之疾。渡淮而北，化而为枳。此言地气之不同如此。

【气味】

酸，寒，无毒。

【主治】

消食，解酒毒，治饮酒人口气，去肠胃中恶气，疗妊娠不思食口淡。《大明》。

皮

【气味】

甘、辛，平，无毒。

【正误】

〔时珍曰〕按沈括《笔谈》云：《本草》言橘皮苦，柚皮甘，误矣。柚皮极苦，不可入口，甘者乃橙也。此说似与今柚不同，乃沈氏自误也，不可为据。

【主治】

下气。宜食，不入药。（弘景）

消食快膈，散愤懑之气，化痰。（时珍）

【附方】 新一。

痰气咳嗽 用香栾去核切，砂瓶内浸酒，封固一夜，煮烂，蜜拌匀，时时含咽。

叶

【主治】

头风痛，同葱白捣，贴太阳穴。（时珍）

花

【主治】

蒸麻油作香泽面脂，长发润燥。（时珍）

杨 梅（宋《开宝》）

【释名】

朹子（音求）

〔时珍曰〕其形如水杨子而味似梅，故名。段氏《北户录》名朹子。扬州人呼白杨梅为圣僧。

【集解】

〔志曰〕杨梅生江南、岭南山谷。树若荔枝树，而叶细阴青。子形状水杨子，而生青熟红，肉在核上，无皮壳。四月、五月采之。南人腌藏为果，寄至北方。

〔时珍曰〕杨梅树叶如龙眼及紫瑞香，冬月不凋。二月开花结实，形如楮实子，五月熟，有红、白、紫三种，红胜于白，紫胜于红，颗大而核细，盐藏、蜜渍、糖收皆佳。东方朔《林邑记》云：邑有杨梅，其大如杯碗，青时极酸，熟则如蜜。用以酿酒，号为梅香酎，甚珍重之。赞宁《物类相感志》云：桑上接杨梅则不酸。杨梅树生癞，以甘草钉钉之则无。皆物理之妙也。

〔藏器曰〕张华《博物志》言地瘴处多生杨梅，验之信然。

实

【气味】

酸、甘，温，无毒。

〔诜曰〕热，微毒。久食令人发热，损齿及筋。忌生葱同食。

〔瑞曰〕发疮致痰。

【主治】

盐藏食，去痰止呕哕，消食下酒。干作屑，临饮酒时服方寸匕，止吐酒。（《开宝》）

止渴，和五脏，能涤肠胃，除烦愦恶气。烧灰服，断下痢甚验。盐者常含一枚，咽汁，利五脏下气。（诜）

【附方】旧一，新三。

下痢不止 杨梅烧研，每米饮服二钱，日二服。《普济》。

头痛不止 杨梅为末，以少许嚏鼻取嚏妙。

头风作痛 杨梅为末，每食后薄荷茶服二钱。或以消风散同煎服。或同捣末，以白梅肉和，丸弹子大，每食后葱茶嚼下一丸。《朱氏集验》。

一切损伤 止血生肌，令人瘢痕。用盐藏杨梅和核捣如泥，做成挺子，以竹筒收之。凡遇破伤，研末傅之，神圣绝妙。《经验方》。

核仁

【主治】

脚气。

〔时珍曰〕按王性之《挥尘录》云：会稽杨梅为天下冠。童贯苦脚气，或云杨梅仁可治之。郡守王嶷馈五十石，贯用之而愈。取仁法：以柿漆拌核暴之，则自裂出也。

树皮及根

【主治】

煎汤，洗恶疮疥癣。（《大明》）

煎水，嗽牙痛。服之，解砒毒。烧灰油调，涂汤火伤。（时珍）

【附方】新二。

中砒毒 心腹绞痛，欲吐不吐，面青肢冷。用杨梅树皮煎汤二三碗，服之即愈。王硕《易简方》。

风虫牙痛 《普济方》：用杨梅根皮厚者焙一两，川芎劳五钱，麝香少许，研末。每用半钱，鼻内嚏之，口中含水，涎出痛止。《摘要方》：用杨梅根皮、韭菜根、厨案上油泥，等分捣匀，贴于两腮上，半时辰，其虫从眼角出也。屡用有效之方。

樱 桃（《别录》上品）

【释名】

莺桃（《礼注》）

含桃（《月令》）

荆桃

〔宗奭曰〕孟诜《本草》言此乃樱，非桃也。虽非桃类，以其形肖桃，故曰樱桃，又何疑焉？如沐猴梨、胡桃之类，皆取其形相似耳。礼记仲春，天子以含桃荐宗庙即此。故王维诗云：才是寝园春荐后，非干御苑鸟衔残。药中不甚用。

〔时珍曰〕其颗如璎珠，故谓之樱。而许慎作莺桃，云莺所含食，故又曰含桃，亦通。按《尔雅》云：楔（音戛），荆桃也。孙炎注云：即今樱桃。最大而甘者，谓之崖蜜。

【集解】

〔颂曰〕樱桃处处有之，而洛中者最胜。其木多阴，先百果熟，故古人多贵之。其实熟时深红色者，谓之朱樱。紫色，皮里有细黄点者，谓之紫樱，味最珍重。又有正黄明者，谓之蜡樱；小而红者，谓之樱珠，味皆不及。极大者，有若弹丸，核细而肉厚，尤难得。

〔时珍曰〕樱桃树不甚高。春初开白花，繁英如雪。叶团，有尖及细齿。结子一枝数十颗，三月熟时须守护，否则鸟食无遗也。盐藏、蜜煎皆可，或同蜜捣作糕食，唐人以酪荐食之。林洪《山家清供》云：樱桃经雨则虫自内生，人莫之见。用水浸良久，则虫皆出，乃可食也。试之果然。

【气味】

甘，热，涩，无毒。

〔《大明》曰〕平，微毒。多食令人吐。

〔诜曰〕食多无损，但发虚热耳。有暗风人不可食，食之立发。

〔李廷飞曰〕伤筋骨，败血气。有寒热病人不可食。

【主治】

调中，益脾气，令人好颜色，美志。（《别录》）

止泄精、水谷痢。（孟诜）

【发明】

〔宗奭曰〕小儿食之过多，无不作热。此果三月末、四月初熟，得正阳之气，先诸果熟，故性热也。

〔震亨曰〕樱桃属火性大热而发湿。旧有热病及喘嗽者，得之立病，且有死者也。

〔时珍曰〕按张子和《儒门事亲》

云：舞水一富家有二子，好食紫樱，每日啖一二升。半月后，长者发肺痿，幼者发肺痈，相继而死。呜呼！百果之生，所以养人，非欲害人。富贵之家，纵其嗜欲，取死是何？天耶命耶？邵尧夫诗云：爽口物多终作疾，真格言哉。观此，则寇、朱二氏之言，益可证矣。王维诗云：饱食不须愁内热，大官还有蔗浆寒。盖谓寒物同食，犹可解其热也。

叶

【气味】
甘，平，无毒。煮老鹅，易软熟。

【主治】
蛇咬，捣汁饮，并傅之。(颂)

东行根

【主治】
煮汁服，立下寸白蛔虫。《大明》。

枝

【主治】
雀卵斑黚，同紫萍、牙皂、白梅肉研和。日用洗面。(时珍)

花

【主治】
面黑粉滓，方见李花。

枇 杷 (《别录》中品)

【释名】
〔宗奭曰〕其叶形似琵琶，故名。

【集解】
〔颂曰〕枇杷旧不著所出州土，今襄、汉、吴、蜀、闽、岭、江西南、湖南北皆有之。木高丈余，肥枝长叶，大如驴耳，背有黄毛，阴密婆娑可爱，四时不凋。盛冬开白花，至三四月成实作梂，生大如弹丸，熟时色如黄杏，微有毛，皮肉甚薄，核大如茅栗，黄褐色。四月采叶，暴干用。

〔时珍曰〕按郭义恭《广志》云：枇杷易种，叶微似栗，冬花春实。其子簇结有毛，四月熟，大者如鸡子，小者如龙眼，白者为上，黄者次之。无核者名焦子，出广州。又杨万里诗云：大叶耸长耳，一枝堪满盘。荔枝分与核，金橘却无酸。颇尽其状。注文选者以枇杷为卢橘，误矣。详金橘。

实

【气味】

甘、酸，平，无毒。

〔志曰〕寒。

〔诜曰〕温。多食发痰热，伤脾。同炙肉及热面食，令人患热黄疾。

【主治】

止渴下气，利肺气，止吐逆，主上焦热，润五脏。《大明》。

叶

【修治】

〔恭曰〕凡用须火炙，以布拭去毛。不尔射人肺，令咳不已。或以粟秆作刷刷之，尤易洁净。

〔斆曰〕凡采得秤，湿叶重一两，干者三叶重一两，乃为气足，堪用。粗布试去毛，以甘草汤选一遍，用绵再拭干。每一两以酥二钱半涂上，炙过用。

〔时珍曰〕治胃病以姜汁涂炙，治肺病以蜜水涂炙，乃良。

【气味】

苦，平，无毒。

〔权曰〕甘，微辛。

〔弘景曰〕煮汁饮之，则小冷。

【主治】

卒碗不止，下气，煮汁服。（《别录》）

〔弘景曰〕若不暇煮，但嚼汁咽，亦瘥。

治呕哕不止，妇人产后口干。（《大明》）

煮汁饮，主渴疾，治肺气热嗽，及肺风疮，胸面上疮。（诜）

和胃降气，清热解暑毒，疗脚气。（时珍）

【发明】

〔时珍曰〕枇杷叶气薄味厚，阳中之阴。治肺胃之病，大都取其下气之功耳。气下则火降痰顺，而逆者不逆，呕者不呕，渴者不渴，咳者不咳矣，

〔宗奭曰〕治肺热嗽甚有功。一妇人患肺热久嗽，身如火炙，肌瘦将成劳。以枇杷叶、木通、款冬花、紫菀、杏仁、桑白皮各等分，大黄减半，如常治讫，为末，蜜丸樱桃大。食后、夜卧各含化一丸，未终剂而愈矣。

【附方】 新七。

温病发哕 因饮水多者。枇杷叶（去毛炙香）、茅根各半斤，水四升，煎二升，稍稍饮之。（庞安常方）。

反胃呕哕枇杷叶（去毛炙）、丁香各一两，人参二两。每服三钱，水一盏，姜三片，煎服。《圣惠》。

衄血不止枇杷叶去毛，焙研末。茶服一二钱，日三。同上。

酒齄赤鼻枇杷叶、栀子仁等分，为末。每服二钱，温酒调下，日三服。《本事》。

面上风疮方同上。

痔疮肿痛枇杷叶蜜炙，乌梅肉焙，为末。先以乌梅汤洗，贴之。《集要》。

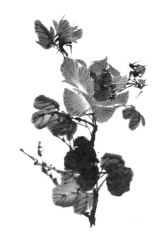

痘疮溃烂枇杷叶煎汤洗之。《摘玄》。

花

【主治】

头风，鼻流清涕。辛夷等分，研末，酒服二钱，日二服。（时珍）

木白皮

【主治】

生嚼咽汁，止吐逆不下食，煮汁冷服尤佳。（思邈）

银 杏（《日用》）

【释名】

白果日用**鸭脚子**

〔时珍曰〕原生江南，叶似鸭掌，因名鸭脚。宋初始入贡，改呼银杏，因其形似小杏而核色白也。今名白果。梅尧臣诗：鸭脚类绿李，其名因叶高。欧阳修诗：绛囊初入贡，银杏贵中州。是矣。

【集解】

〔时珍曰〕银杏生江南，以宣城者为胜。树高二三丈，叶薄纵理，俨如鸭掌形，有刻缺，面绿背淡。二月开花成簇，青白色，二更开化，随即卸落，人罕见之。一枝结子百十，状如楝子，经霜乃熟烂，去肉取核为果，其核两头尖，三棱为雄，二棱为雌。其仁嫩时绿色，久则黄。须雌雄同种，其树相望，乃结实；或雌树临水亦可；

或凿一孔，内雄木一块泥之亦结。阴阳相感之妙如此。其树耐久，肌理白腻。术家取刻符印，云能召使也。文选《吴都赋》注：平仲果，其实如银。未知即此果否？

核仁

【气味】

甘、苦，平，涩，无毒。

〔时珍曰〕熟食，小苦微甘，性温有小毒。多食令人胪胀。

〔瑞曰〕多食壅气动风。小儿食多昏霍，发惊引疳。同鳗鲡鱼食，患软风。

【主治】

生食引疳解酒，熟食益人。（李廷飞）

熟食温肺益气，定喘嗽，缩小便，止白浊。生食降痰，消毒杀虫。嚼浆涂鼻面手足，去皶疱鼾黯皴皱。及疥癣疳䘌阴虱。时珍。

【发明】

〔时珍曰〕银杏宋初始著名，而修本草者不收。近时方药亦时用之。其气薄味厚，性涩而收，色白属金。故能入肺经，益肺气，定喘嗽，缩小便。生捣能浣油腻，则其去痰浊之功，

可类推矣。其花夜开，人不得见，盖阴毒之物，故又能杀虫消毒。然食多则收令太过，令人气壅胪胀昏顿。故《物类相感志》言银杏能醉人，而《三元延寿书》言白果食满千个者死。又云：昔有饥者，同以白果代饭食饱，次日皆死也。

【附方】新十七。

寒嗽痰喘白果七个煨熟，以熟艾作七丸，每果入艾一丸，纸包再煨香，去艾吃。《秘韫方》。

哮喘痰嗽鸭掌散：用银杏五个，麻黄二钱半，甘草炙二钱，水一钟半，煎八分，卧时服。又金陵一铺治哮喘，白果定喘汤，服之无不效者，其人以此起家。其方：用白果二十一个炒黄，麻黄三钱，苏子二钱，款冬花、法制半夏、桑白皮蜜炙各二钱，杏仁去皮尖、黄芩微炒各一钱半，甘草一钱，水三钟，煎二钟，随时分作二服。不用姜。并《摄生方》。

咳嗽失声白果仁四两，白茯苓、桑白皮二两，乌豆半升炒，蜜半斤，煮熟日干为末，以乳汁半碗拌湿，九蒸九晒，丸如绿豆大。每服三五十丸，白汤下。神效。《余居士方》。

小便频数白果十四枚，七生七煨，食之，取效止。

小便白浊生白果仁十枚，擂水饮，日一服，取效止。

赤白带下下元虚惫。白果、莲肉、江米各五钱，胡椒一钱半，为末。用乌骨鸡一只，去肠盛药，瓦器煮烂，空心食之。《集简方》。

肠风下血银杏煨热，出火气，食之，米饮下。

肠风脏毒银杏四十九枚，去壳生研，入百药煎末和，丸弹子大。每服二三丸，空心细嚼，米饮送下。戴原礼《证治要诀》。

牙齿虫䘌生银杏，每食后嚼一二个，良。《永类钤方》。

手足皲裂生白果嚼烂，夜夜涂之。

鼻面酒齄银杏、酒浮糟同嚼烂，夜涂旦洗。《医林集要》。

头面癣疮生白果仁切断，频擦取效。邵氏《经验方》。

下部疳疮生白果杵，涂之。（赵原阳）。

阴虱作痒阴毛际肉中生虫如虱，或红或白，痒不可忍者。白果仁嚼细，频擦之，取效。（刘长春方）。

狗咬成疮白果仁嚼细涂之。

乳痈溃烂银杏半斤，以四两研酒服之，以四两研傅之。《救急易方》。

水疗暗疗水疗色黄，麻木不痛；暗疗疮凸色红，使人昏狂。并先刺四畔，后用银杏去壳浸油中年久者，捣盦之。《普济方》。

第三十一卷　果部（三）

荔　枝（宋《开宝》）

【释名】

离枝（《纲目》）

丹荔

〔颂曰〕按《朱应扶南记》云：此木结实时，枝弱而蒂牢，不可摘取。必以刀斧到取其枝，故以为名。劙（音利）与劀同。

〔时珍曰〕司马相如《上林赋》作离支。按白居易云：若离本枝，一日色变，三日味变。则离支之名，又或取此义也。

【集解】

〔颂曰〕荔枝生岭南及巴中。今闽之泉、福、漳州、兴化军，蜀之嘉、蜀、渝、涪州，及二广州郡皆有之。其品以闽中为第一，蜀州次之。岭南为下。其木高二三丈，自径尺至于合抱，类桂木、冬青之属。绿叶蓬蓬然，四时荣茂不雕。其木性至坚劲，土人取其根，作阮咸槽及弹棋局。其花青白，状若冠之蕤绥。其子喜双实，状如初生松球。壳有皱纹如萝，初青渐红。肉色淡白如肪玉，味甘而多汁。夏至将中，则子翕然俱赤，乃可食也。大树下子至百斛，五六月盛熟时，彼方皆燕会其下以赏之，极量取啖，虽多亦不伤人，少过则饮蜜浆便解。荔枝始传于汉世，初惟出岭南，后出蜀中。故左思《蜀都赋》云：旁挺龙目，侧生荔枝。唐·白居易《图序》论之详矣。今闽中四郡所出特奇，蔡襄谱其种类至三十余品，肌肉甚厚，甘香莹白，非广、蜀之比也。福唐岁贡白曝荔枝、蜜煎荔枝肉，俱为上方珍果。白曝须嘉实乃堪，其市货者，多用杂色荔枝入盐、梅曝成，皮色深红，味亦少酸，殊失本真。经曝则可经岁，商贩流布，遍及华夏，味犹不歇，百果之盛，皆不及此。又有焦核荔枝，核如鸡舌香，味更甜美。或云是木生背阳，结实不完就者。又有绿色、蜡色，皆其品之奇者，本土亦自难得。其蜀、岭荔枝，初生小酢，肉薄核大，不堪白曝。花及根亦入药。

〔藏器曰〕顾微《广州记》云：荔枝冬夏常青，其实大如鸡卵，壳朱肉白，核黄黑色，似半熟莲子，精者核如鸡舌香，甘美多汁，极益人也。

〔时珍曰〕荔枝炎方之果，性最畏寒，易种而根浮。其木甚耐久，有经数百年犹结实者。其实生时肉白，干时肉红。日晒火烘，卤浸蜜煎，皆可致远。成朵晒干者谓之荔锦。按白居易《荔枝图序》云：荔枝生巴、峡间。树形团团如帷盖，叶如冬青。花如橘而春荣，实如丹而夏熟。朵如蒲桃，核如枇杷。壳如红缯，膜如紫绡。瓤肉洁白如冰雪，浆液甘酸如醴酪。大略如彼，其实过之。若离本枝，一日而色变，二日而香变，三日而味变，四五日外，色香味尽去矣。又蔡襄《荔枝谱》云：广、蜀所出，早熟而肉薄，味甘酸，不及闽中下等者。闽中惟四郡有之，福州最多，兴化最奇，泉、漳次之。福州延亘原野，一家甚至万株。兴化上品，大径寸余，香气清远，色紫壳薄，瓤厚膜红，核如丁香母。剥之如水精，食之如绛雪。荔枝以甘为味，虽百千树莫有同者，过甘与淡，皆失于中。若夫厚皮尖斜，肌理黄色，附核而赤，食之有渣，食已而涩，虽无酢味，亦自下等矣。最忌麝香，触之花、实尽落也。又洪迈坚夷志云：莆田荔枝名品，皆出天成，虽以其核种之，亦失本体，形状百出，不可以理求也。沈括《笔谈》谓焦核荔子，乃土人去其大根，燔焦种成者，大不然也。

〔珣曰〕荔枝树似青木香。熟时人未采，则百虫不敢近。人才采之，乌鸟、蝙蝠之类，无不伤残之也。故采荔枝者，必日中而众采之。一日色变，二日味变，三日色味俱变。故古诗云，色味不逾三日变也。

实

【气味】

甘，平，无毒。

〔珣曰〕，甘、酸，热。多食令人发虚热。

〔李廷飞曰〕生荔枝多食，发热烦渴，口干衄血。

〔颂曰〕多食不伤人。如少过度，饮蜜浆一杯便解也。

〔时珍曰〕荔枝气味纯阳，其性畏热。鲜者食多，即龈肿口痛，或衄血也。病齿䘌及火病人尤忌之。《开宝》本草言其性平，苏氏谓多食无伤，皆谬说也。按物类相感志云：食荔枝多则醉，以壳浸水饮之即解。此即食物不消，还以本物消之之意。

【主治】

止渴，益人颜色。（《开宝》）

食之止烦渴，头重心躁，背膊劳闷。（李珣）

通神，益智，健气。（孟诜）

治瘰疬瘤赘，赤肿疔肿，发小儿痘疮。（时珍）

【发明】

〔震亨曰〕荔枝属阳，主散无形质之滞气，故瘤赘赤肿者用之。苟不明此，虽用之无应。

【附方】 新六。

痘疮不发 荔枝肉浸酒饮，并食之。忌生冷。《闻人规·痘疹论》。

疔疮恶肿《普济方》：用荔枝五箇或三箇，不用双数，以狗粪中米淘净为末，与糯米粥同研成膏，摊纸上贴之。留一孔出毒气。《济生秘览》：用荔枝肉、白梅各三箇，捣作饼子。贴于疮上，根即出也。

风牙疼痛《普济》：用荔枝连壳烧存性，研末，擦牙即止。乃治诸药不效仙方也。《孙氏集效方》：用大荔枝一箇，剔开填盐满壳，煅研，搽之

即愈。

呃逆不止 荔枝七箇，连皮核烧存性，为末。白汤调下，立止。杨拱《医方摘要》。

核

【气味】

甘，温，涩，无毒。

【主治】

心痛、小肠气痛，以一枚煨存性，研末，新酒调服。（宗奭）

治癫疝气痛，妇人血气刺痛。（时珍）

【发明】

〔时珍曰〕荔枝核入厥阴，行散滞气，其实双结而核肖睾丸，故其治癫疝卵肿，有述类象形之义。

【附方】 新六。

脾痛不止 荔枝核为末，醋服二钱。数服即愈。《卫生易简方》。

妇人血气 刺痛。用荔枝核烧存性半两，香附子炒一两，为末。每服二钱，盐汤、米饮任下。名蠲痛散。《妇人良方》。

疝气癫肿 孙氏：用荔枝核（炒黑色）、大茴香（炒）等分，为末。每服一钱，温酒下。皆效方：玉环来笑丹：用荔枝核四十九箇，陈皮连白九

钱，硫黄四钱，为末，盐水打面糊丸绿豆大。遇痛时，空心酒服九丸，良久再服。不过三服，甚效如神。亦治诸气痛。

阴肾肿痛荔枝核烧研，酒服二钱。

肾肿如斗荔枝核、青橘皮、茴香等分，各炒研。酒服二钱，日三。

壳

【主治】

痘疮出不爽快，煎汤饮之。又解荔枝热，浸水饮。（时珍）

【附方】新一。

赤白痢荔枝壳、橡斗壳（炒）、石榴皮（炒）、甘草（炙），各等分。每以半两，水一盏半，煎七分，温服，日二服。《普济方》。

花及皮根

【主治】

喉痹肿痛，用水煮汁，细细含咽，取瘥止。苏颂。出崔元亮《海上方》。

龙　眼（《别录》中品）

【校正】

自木部移入此。

〔宗奭曰〕龙眼专为果，未见入药。本草编入木部，非矣。

【释名】

龙目（《吴普》）

圆眼（俗名）

益智（《别录》）

亚荔枝（《开宝》）

荔枝奴　骊珠　燕卵　蜜脾　鲛泪川弹子（《南方草木状》）

〔时珍曰〕龙眼、龙目、象形也。吴普本草谓之龙目，又曰比目。曹宪《博雅》谓之益智。

〔弘景曰〕广州有龙眼，非益智也，恐彼人别名耳。

〔志曰〕甘味归脾，能益人智，故名益智，非今之益智子也。

〔颂曰〕荔枝才过，龙眼即熟，故南人目为荔枝奴。又名木弹。晒干寄远，北人以为佳果，目为亚荔枝。

【集解】

〔《别录》曰〕龙眼生南海山谷。一名益智。其大者似槟榔。

〔恭曰〕龙眼树似荔枝，叶若林檎，花白色。子如槟榔，有鳞甲，大如雀卵。

〔颂曰〕今闽、广、蜀道出荔枝处皆有之。嵇含《南方草木状》云：木高一二丈，似荔枝而枝叶微小，凌冬不凋。春末夏初，开细白花。七月实熟,壳青黄色,文作鳞甲,形圆,大如弹丸,核若木槵子而不坚,肉薄于荔枝,白而有浆,其甘如蜜。实极繁,每枝三二十颗,作穗如蒲桃。汉时南海常贡之,大为民害。临武长唐羌上书言状。和帝感其言,下诏止之。

〔时珍曰〕龙眼正圆,《别录》、苏恭比之槟榔,殊不类也。其木性畏寒,白露后方可采摘,晒焙令干,成朵干者名龙眼锦。按范成大《桂海志》有山龙眼,出广中,色青,肉如龙眼,夏月实熟可啖,此亦龙眼之野生者欤?

实

【气味】
甘,平,无毒。

〔恭曰〕甘、酸,温。

〔李廷飞曰〕生者沸汤瀹过食,不动脾。

【主治】
五脏邪气,安志厌食。除蛊毒,去三虫。久服强魂聪明,轻身不老,通神明。(《别录》)

开胃益脾,补虚长智。(时珍)

【发明】
〔时珍曰〕食品以荔枝为贵,而资益则龙眼为良。盖荔枝性热,而龙眼性和平也。严用和《济生方》,治思虑劳伤心脾有归脾汤,取甘味归脾、能益人智之义。

【附方】新一。
归脾汤 治思虑过度,劳伤心脾,健忘怔忡,虚烦不眠,自汗惊悸。用龙眼肉、酸枣仁(炒)、黄芪(炙)、白术(焙)。茯神各一两,木香半两,炙甘草二钱半,㕮咀。每服五钱,姜三片,枣一枚,水二钟,煎一钟,温服。《济生方》。

核

【主治】
胡臭。六枚,同胡椒二七枚研,遇汗出即擦之。(时珍)

椰 子 (宋《开宝》)

【校正】
自木部移入此。

【释名】
越王头 (《纲目》)

胥余

〔时珍曰〕按嵇含《南方草木状》云:相传林邑王与越王有怨,使刺客乘其醉,取其首,悬于树,化为椰子,其核犹有两眼,故俗谓之越王头,而其浆犹如酒也。此说虽谬，而俗传以为口实。南人称其君长为爷，则椰名盖取于爷义也。相如上林赋作胥余，或作胥耶。

【集解】

〔《志》曰〕椰子生安南，树如棕榈，子中有浆，饮之得醉。

〔颂曰〕椰子岭南州郡皆有之。郭义《恭广志》云：木似桄榔无枝条，高余丈。叶在木末如束蒲。其实大如瓠，垂于枝间，如挂物然。实外有粗皮，如棕包。皮内有坚壳，圆而微长。壳内有肤，白如猪肤，厚半寸许，味如胡桃。肤内裹浆四五合如乳，饮之冷而动气醺人。壳可为器。肉可糖煎寄远，作果甚佳。

〔珣曰〕按刘欣期《交州记》云：椰树状若海棕。实大如碗，外有粗皮，如大腹子、豆蔻之类。内有浆似酒，饮之不醉。生云南者亦好。

〔宗奭曰〕椰子开之，有汁白色如乳，如酒极香，别是一种气味，强名为酒。中有白瓠，形圆如瓜蒌，上起细垅，亦白色而微虚，其纹若妇人裙褶，味亦如汁。与着壳一重白肉，皆可糖煎为果。其壳可为酒器，如酒中有毒，则酒沸起或裂破。今人漆其里，即失用椰子之意。

〔时珍曰〕椰子乃果中之大者。其树初栽时，用盐置根下则易发。木至斗大方结实，大者三四围，高五六丈，木似桄榔、槟榔之属，通身无枝。其叶在木顶，长四五尺，直耸指天，状如棕榈，势如凤尾。二月着花成穗，出于叶间，长二三尺，大如五斗器。仍连着实，一穗数枚，小者如瓜蒌，大者如寒瓜，长七八寸，径四五寸，悬着树端。六七月熟，有粗皮包之。皮内有核，圆而黑润，甚坚硬，厚二三分。壳内有白肉瓤如凝雪，味甘美如牛乳。瓤肉空处，有浆数合，钻蒂倾出，清美如酒。若久者，则混浊不佳矣。其壳磨光，有斑缬点纹，横破之可作壶爵，纵破之可作瓢杓也。又《唐史》言番人以其花造酒，饮之亦醉也。《类书》有青田核、树头酒、严树酒，皆椰酒、椰花之类，并附于下。

【附录】

青田核 崔豹《古今注》云：乌孙国有青田核，状如桃核，不知其树。核大如数斗，剖之盛水，则变酒味，甚醇美。饮尽随即注水，随尽随成。但不可久，久则苦涩尔。谓之青田酒，汉末蜀王刘璋曾得之。

树头酒 《寰宇志》云：缅甸在滇南，有树头棕，高五六丈，结实如椰子。土人以罐盛曲，悬于实下，划其实，汁流于罐中以成酒，名树头酒。或不用曲，惟取汁熬为白糖。其树即贝树也，缅人取其叶写书。

严树酒 《一统志》云：琼州有严树，捣其皮叶，浸以清水，和以粳酿（或入石榴花叶），数日成酒，能醉人。又《梁书》云：顿逊国有酒树，似安石榴，取花汁贮杯中，数日成酒。盖此类也。又有文章草。可以成酒。

椰子瓤

【气味】

甘，平，无毒。

【主治】

益气。（《开宝》）

治风。（汪颖）

食之不饥，令人面泽。时珍。出《异物志》。

椰子浆

【气味】

甘，温，无毒。

〔珣曰〕多食，冷而动气。

〔时珍曰〕其性热，故饮之者多昏如醉状。《异物志》云：食其肉则不饥，饮其浆则增渴。

【主治】

止消渴。涂头，益发令黑。（《开宝》）

治吐血水肿，去风热。（李珣）

【发明】

〔震亨曰〕椰子生海南极热之地，土人赖此解夏月毒渴，天之生物，各因其材也。

椰子皮

【修治】

〔颂曰〕不拘时月采其根皮，入药炙用。一云：其实皮亦可用。

【气味】

苦，平，无毒。

【主治】

止血，疗鼻衄，吐逆霍乱，煮汁饮之。（《开宝》）

治卒心痛，烧存性，研，以新汲水服一钱，极验。时珍。出《龚氏方》。

壳

【主治】

杨梅疮筋骨痛。烧存性，临时炒热，以滚酒泡服二三钱，暖覆取汗，其痛即止，神验。（时珍）

波萝蜜（《纲目》）

【释名】

曩伽结

〔时珍曰〕波萝蜜，梵语也。因此果味甘，故借名之。安南人名曩伽结，波斯人名婆那娑，拂林人名阿萨僤，皆一物也。

【集解】

〔时珍曰〕波萝蜜生交趾、南番诸国，今岭南、滇南亦有之。树高五六丈，树类冬青而黑润倍之。叶极光净，冬夏不凋。树至斗大方结实，不花而实，出于枝间，多者十数枚，少者五六枚，大如冬瓜，外有厚皮裹之，若栗球，上有软刺礌砢。五六月熟时，颗重五六斤，剥去外皮壳，内肉层叠如橘囊，食之味至甜美如蜜，香气满室。一实凡数百核，核大如枣。其中仁如栗黄，煮炒食之甚佳。果中之大者，惟此与椰子而已。

瓤

【气味】

甘、香、微酸，平，无毒。

【主治】

止渴解烦，醒酒益气，令人悦泽。（时珍）

核中仁

【气味】

同瓤。

【主治】

补中益气，令人不饥轻健。（时珍）

无花果（《食物》）

【释名】

映日果（《便民图纂》）

优昙钵（《广州志》）

阿驵音楚。

〔时珍曰〕无花果凡数种，此乃映日果也。即广中所谓优昙钵，及波斯所谓阿驵也。

【集解】

〔时珍曰〕无花果出扬州及云南，今吴、楚、闽、越人家，亦或折枝插成，枝柯如枇杷树，三月发叶如花构叶。五月内不花而实，实出枝间，状如木馒头，其内虚软。采以盐渍，压实令扁，日干充果食。熟则紫色，软烂甘味如柿而无核也。按《方舆志》云：广西优昙钵不花而实，状如枇杷。又段成式《酉阳杂俎》云：阿驵出波斯，拂林人呼为底珍树。长丈余，枝叶繁茂，有丫如蓖麻，无花而实，色赤类椑柿，一月而熟，味亦如柿。二书所说，皆即此果也。又有文光果、天仙果、古度子，皆无花之果，并附于下：

【附录】

文光果出景州。形如无花果，肉味如栗，五月成熟。

天仙果出四川。树高八九尺，叶似荔枝而小，无花而实，子如樱桃，累累缀枝间，六七月熟，其叶至甘。宋祁《方物赞》云：有子孙枝，不花而实。薄言采之。味埒蜂蜜。

古度子出交广诸州。树叶如栗，不花而实，枝柯间生子，大如石榴及楂子而色赤，味醋，煮以为粽食之。若数日不煮，则化作飞蚁，穿皮飞去也。

实

【气味】

甘，平，无毒。

【主治】

开胃，止泄痢。（汪颖）

治五痔，咽喉痛。（时珍）

叶

【气味】

甘、微辛，平，有小毒。

【主治】

五痔肿痛，煎汤频熏洗之，取效。（震亨）

马槟榔（《会编》）

【释名】

马金囊（《云南志》）

马金南（《记事珠》）

紫槟榔《纲目》

【集解】

〔时珍曰〕马槟榔生滇南金齿、沅江诸夷地，蔓生。结实大如葡萄，紫色味甘。内有核，颇似大枫子而壳稍薄，团长斜扁不等。核内有仁，亦甜。

实

【气味】

甘，寒，无毒。

核二

【气味】

苦、甘，寒，无毒。

〔机曰〕凡嚼之者，以冷水一口送下，其甜如蜜，亦不伤人也。

【主治】

产难，临时细嚼数枚，井华水送下。须臾立产。再以四枚去壳，两手各握二枚，恶水自下也。欲断产者，常嚼二枚，水下。久则子宫冷，自不孕矣。（汪机）

伤寒热病，食数枚，冷水下。又治恶疮肿毒，内食一枚，冷水下；外嚼涂之，即无所伤。（时珍）

第三十二卷　木部（一）

柏（《本经》上品）

【释名】

椈（音菊）

侧柏

〔李时珍曰〕按魏子才《六书精蕴》云：万木皆向阳，而柏独西指，盖阴木而有贞德者，故字从白。白者，西方也。陆佃《埤雅》云：柏之指西，犹针之指南也。柏有数种，入药惟取叶扁而侧生者，故曰侧柏。

〔寇宗奭曰〕予官陕西，登高望柏，千万株皆一一西指。盖此木至坚，不畏霜雪，得木之正气，他木不及。所以受金之正气所制，一一西指也。

【集解】

〔别录曰〕柏实生太山山谷，柏叶尤良。四时各依方面采，阴干。

〔陶弘景曰〕处处有柏，当以太山为佳尔。并忌取冢墓上者。其叶以秋夏采者良。

〔苏恭曰〕令太山无复采子，惟出陕州、宜州为胜。八月采之。

〔苏颂曰〕柏实以乾州者为最。三月开花，九月结子成熟，取采蒸曝，春擂取仁用。其叶名侧柏，密州出者尤佳。虽与他柏相类，而其叶皆侧向而生，功效殊别。古柏叶尤奇，益州诸葛孔明庙中有大柏木，相传是蜀世所植，故人多采以作药，其味甘香于常柏也。

〔雷敩曰〕柏叶有花柏叶、丛柏叶及有子圆叶。其有子圆叶成片，如大片云母，叶皆侧，叶上有微赤毛者，宜入药用。花柏叶，其树浓叶成朵，无子；丛柏叶，其树绿色，并不入药。

〔陈承曰〕陶隐居说柏忌冢墓上者，而今乾州者皆是乾陵所出，他处皆无大者，但取其州土所宜，子实气味丰美可也。其柏异于他处，木之文理，大者多为菩萨云气、人物鸟兽，状极分明可观。有盗得一株径尺者，值万钱，宜其子实为贵也。

〔时珍曰〕《史记》言：松柏为百木之长。其树耸直，其皮薄，其肌腻。其花细琐，其实成梂，状如小铃，霜后四裂，中有数子，大如麦粒，芬香可爱。柏叶松身者，桧也。其叶尖硬，亦谓之栝。今人名圆柏，以别侧柏。松叶柏身者，枞也。松桧相半者，桧柏也。峨眉山中一种竹叶柏身者，谓之竹柏。

柏实

【修治】

〔斅曰〕凡使先以酒浸一宿，至明漉出，晒干，用黄精自然汁于日中煎之，缓火煮成煎为度。每煎柏子仁三两，用酒五两浸。

〔时珍曰〕此法是服食家用者。寻常用，只蒸熟曝烈舂簸取仁，炒研入药。

【气味】

甘，平，无毒。

〔甄权曰〕甘、辛。畏菊花、羊蹄草。

〔徐之才曰〕见叶下。

【主治】

惊悸益气，除风湿，安五脏。久服，令人润泽美色，耳目聪明，不饥不老，轻身延年。（《本经》）

疗恍惚，虚损吸吸。历节腰中重痛，益血止汗。（《别录》）

治头风，腰肾中冷，膀胱冷脓宿水，兴阳道，益寿，去百邪鬼魅，小儿惊病。（甄权）

润肝。（好古）

养心气，润肾燥，安魂定魄，益智宁神。烧沥，泽头发，治疥癣。（时珍）

【发明】

〔王好古曰〕柏子仁，肝经气分药也。又润肾，古方十精丸用之。

〔时珍曰〕柏子仁性平而不寒不燥，味甘而补，辛而能润，其气清香，能透心肾，益脾胃，盖仙家上品药也，宜乎滋养之剂用之。《列仙传》云：赤松子食柏实，齿落更生，行及奔马。谅非虚语也。

【附方】旧二，新四。

服柏实法八月连房取实曝收，去壳研末。每服二钱，温酒下，一日三服。渴即饮水，令人悦泽。一方：加松子仁等分，以松脂和丸。一方：加菊花等分，蜜丸服。《奇效方》：用柏子仁二斤，为末，酒浸为膏，枣肉三斤，白蜜、白术末、地黄末各一斤，捣匀，丸弹子大。每嚼一丸，一日三服。百日，百病愈；久服，延年壮神。

老人虚秘柏子仁、松子仁、大麻仁等分，同研，溶蜜蜡丸梧子大。以少黄丹汤，食前调服二三十丸，日二服。寇宗奭。

肠风下血柏子十四个捶碎，囊贮浸好酒三盏，煎八分服，立止。《普济方》。

小儿躯啼惊痫腹满，大便青白色。用柏子仁末，温水调服一钱。《圣惠方》。

黄水湿疮真柏油二两，香油二两，熬稠搽之，如神。陆氏《积德堂方》。

柏叶

【修治】

〔斅曰〕凡用接去两畔并心枝了，用糯泔浸七日，以酒拌蒸一伏时。每一斤用黄精自然汁十二两浸焙，又浸又焙，待汁干用之。

〔时珍曰〕此服食治法也。常用或生或炒，各从本方。

【气味】

苦，微温，无毒。

〔权曰〕苦、辛，性涩。与酒相宜。

〔颂曰〕性寒。

〔之才曰〕瓜子、牡蛎、桂为之使。畏菊花、羊蹄、诸石及面麯。伏砒、硝。

〔弘景曰〕柏之叶、实，服饵所重。此云恶曲，而人以酿酒无妨。恐酒米相和，异单用也。

【主治】

吐血衄血，痢血崩中赤白，轻身益气，令人耐寒暑，去湿痹，生肌。（《别录》）

治冷风历节疼痛，止尿血。（甄权）

炙，罯冻疮。烧取汁涂头。黑润鬓发。（《大明》）

傅汤火伤，止痛灭瘢。服之。疗蛊痢。作汤常服，杀五脏虫，益人。（苏颂）

【发明】

〔震亨曰〕柏属阴与金，善守。故采其叶，随月建方。取其多得月令之气。此补阴之要药，其性多燥，久得之大益脾土，以滋其肺。

〔时珍曰〕柏性后凋而耐久，禀坚凝之质，乃多寿之木，所以可入服食。道家以之点汤常饮，元旦以之浸酒辟邪，皆有取于此。麋食之而体香，毛女食之而体轻，亦其证验矣。毛女者，秦王宫人。关东贼至，惊走入山，饥无所食。有一老公教吃松柏叶，初时苦涩，久乃相宜，遂不复饥，冬不寒，夏不热。至汉成帝时，猎者于终南山见一人，无衣服，身生黑毛，跳坑越涧如飞，乃密围获之，去秦时二百余载矣。事出葛洪《抱朴子》书中。

【附方】旧十，新九。

服松柏法孙真人《枕中记》云：尝以三月、四月采新生松叶，长三四寸许，并花蕊阴干；又于深山岩谷中，采当年新生柏叶，长二三寸者，阴干，为末，白蜜丸如小豆大。常以日未出时，烧香东向，手持八十一丸，以酒下。服一年，延十年命；服二年，延二十年命。欲得长肌肉，加大麻、巨胜；欲心力壮健者，加茯苓、人参。此药除百病，益元气，滋五脏六腑，清明耳目，强壮不衰老，延年益寿，神验。用七月七日露水丸之，更佳。服时仍祝曰：神仙真药，体合自然。服药入腹，天地同年。祝毕服药。断诸杂肉、五辛。

神仙服饵五月五日，采五方侧柏叶三斤，远志（去心）二斤，白茯苓（去皮）一斤，为末，炼蜜和，丸梧子大。每以仙灵脾酒下三十丸，日再服。并无所忌。勿示非人。

中风不省涎潮口禁，语言不出，手足觯曳。得病之日，便进此药，可使风退气和，不成废人。柏叶一握去

枝，葱白一握连根研如泥，无灰酒一升，煎一二十沸，温服。如不饮酒，分作四五服，方进他药。《杨氏家藏方》。

时气瘴疫社中西南柏树东南枝，取暴干研末。每服一钱，新水调下，日三四服，《圣惠方》。

霍乱转筋柏叶捣烂，裹脚上，及煎汁淋之。《圣惠方》。

吐血不止张仲景柏叶汤：用青柏叶一把，干姜二片，阿胶一挺炙，三味，以水二升，煮一升，去滓，别绞马通汁一升，合煎取一升，绵滤，一服尽之。《圣惠方》：用柏叶，米饮服二钱。或蜜丸、或水煎服，并良。

忧恚呕血烦满少气，胸中疼痛。柏叶为散，米饮调服二方寸匕。《圣惠方》。

衄血不止柏叶、榴花研末，吹之。《普济方》。

小便尿血柏叶、黄连焙研，酒服三钱。《济急方》。

大肠一血随四时方向，采侧柏叶烧研，每米饮服二钱。王涣之舒州病此，陈宜父大夫传方，二服愈。《百一选方》。

酒毒下血或下痢。嫩柏叶（九蒸九晒）二两，陈槐花（炒焦）一两，为末，蜜丸梧子大。每空心温酒下四

十丸。《普济方》。

蛊痢下血男子、妇人、小儿大腹，下黑血茶脚色，或脓血如淀色。柏叶焙干为末，与黄连同煎为汁，服之。《本草图经》。

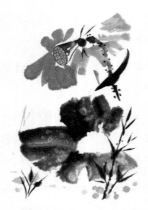

小儿洞痢柏叶煮汁，代茶饮之。《经验方》。

月水不断侧柏叶（炙）、芍药等分。每用三钱，水、酒各半，煎服。室女用侧柏叶、木贼（炒微焦）等分，为末。每服二钱，米饮下。《圣济总录》。

汤火烧灼柏叶生捣涂之，系定二三日，止痛灭瘢。《本草图经》。

鼠瘘核痛未成脓。以柏叶捣涂，熬盐熨之，气下即消。姚僧坦《集验方》。

大风疠疾眉发不生。侧柏叶九蒸九晒，为末，炼蜜丸梧子大。每服五丸至十丸，日三，夜一服。百日即生。《圣惠方》。

头发不生侧柏叶阴干，作末，和麻油涂之。《梅师方》。

头发黄赤生柏叶末一升，猪膏一斤和，丸弹子大。每以布裹一丸，纳泔汁中化开，沐之。一月，色黑而润矣。《圣惠方》。

枝节

【主治】

煮汁酿酒，去风痹、历节风。烧取淅油。疗疥疮及虫癞良。（苏恭）

【附方】旧二，新一。

霍乱转筋以暖物裹脚，后以柏木片煮汤淋之。《经验方》。

齿䘌肿痛柏枝烧热，拄孔中。须臾虫缘枝出。《圣惠》。

恶疮有虫久不愈者。以柏枝节烧沥取油傅之。三五次无不愈。亦治牛马疥。陈承《本草别说》。

脂

【主治】

身面疣目，同松脂研匀涂之，数夕自失。《圣惠》。

根白皮

【气味】

苦，平，无毒。

【主治】

火灼烂疮，长毛发。《别录》。

【附方】旧一。

热油灼伤柏白皮，以腊猪脂煎油，涂疮上。《肘后方》。

木 兰 （《本经》上品）

【释名】

杜兰 （《别录》）

林兰 （《本经》）

木莲 （《纲目》）

黄心

〔时珍曰〕其香如兰，其花如莲，故名。其木心黄，故曰黄心。

【集解】

〔《别录》云〕木兰生零陵山谷及太山。皮似桂而香。十二月采皮，阴干。

〔弘景曰〕零陵诸处皆有之。状如楠树，皮甚薄而味辛香。今益州者皮厚，状如厚朴，而气味为胜。今东人皆以山桂皮当之，亦相类。道家用合香亦好。

〔保昇曰〕所在皆有。树高数仞。叶似菌桂叶，有三道纵文，其叶辛香不及桂也。皮如板桂，有纵横文。三月、四月采皮，阴干。

〔颂曰〕今湖、岭、蜀川诸州皆有之。此与桂全别，而韶州所上，乃云与桂同是一种。取外皮为木兰，中肉为桂心。盖是桂中之一种尔。十一月、十二月采，阴干。任昉《述异记》云：木兰洲，在浔阳江中，多木兰。又七里洲中有鲁班刻木兰舟，至今在洲中。今诗家云木兰舟，出于此。

〔时珍曰〕木兰枝叶俱疏。其花内白外紫，亦有四季开者。深山生者尤大，可以为舟。按《白乐天集》云：木莲生巴峡山谷间，民呼为黄心树。大者高五六丈，涉冬不凋。身如青杨，有白纹。叶如桂而厚大，无脊。花如莲花，香色艳腻皆同，独房蕊有异。四月初始开，二十日即谢。不结实。此说乃真木兰也。其花有红、黄、白数色。其木肌细而心黄，梓人所重。苏颂所言韶州者，是牡桂，非木兰也。或云木兰树虽去皮，亦不死。萝原言其冬花、实如小柿甘美者，恐不然也。

皮

【气味】

苦，寒，无毒。

【主治】

身大热在皮肤中，去面热赤疱酒齇。恶风癫疾，阴下痒湿。明耳目。（《本经》）

疗中风伤寒，及痈疽水肿，去臭气。（《别录》）

治酒齇，利小便，疗重舌。（时珍）

【附方】 旧二，新一。

小儿重舌 木兰皮一尺，广四寸，削去粗皮，入醋一升，渍汁噙之。《子母秘录》。

面上齇疱齄黯 用木兰皮一斤细切，以三年酢浆渍之百日，晒干捣末。每浆水服方寸匕，日三服。（《肘后》：用酒渍之。卮子仁一斤。）《古今录验方》。

酒齇发斑 赤黑黄色，心下懊痛，足胫肿满，小便黄，由大醉当风，入水所致。用木兰皮一两，黄芪二两，为末。酒服方寸匕，日三服。《肘后方》。

花

【主治】

鱼鲠骨鲠，化铁丹用之。（时珍）

丁 香 （宋《开宝》）

【校正】

并入《别录》鸡舌香。

【释名】

丁子香 （《嘉祐》）

鸡舌香

〔藏器曰〕鸡舌香与丁香同种，花实丛生，其中心最大者为鸡舌（击破有顺理而解为两向，如鸡舌，故名），乃是母丁香也。

〔禹锡曰〕按《齐民要术》云：鸡舌香俗人以其似丁子，故呼为丁子香。

〔时珍曰〕宋《嘉祐本草》重出鸡舌，今并为一。

【集解】

〔恭曰〕鸡舌香树叶及皮并似栗，花如梅花，子似枣核，此雌树也，不入香用。其雄树虽花不实，采花酿之以成香。出昆仑及交州、爱州以南。

〔珣曰〕丁香生东海及昆仑国。二月、三月花开，紫白色。至七月方始成实，小者为丁香，大者（如巴豆）为母丁香。

〔《志》曰〕丁香生交、广、南番。按广州图上丁香，树高丈馀，木类桂，叶似栎叶。花圆细，黄色，凌冬不凋。其子出枝蕊上如钉，长三四分，紫色。其中有粗大如山茱萸者，俗呼为母丁香。二月、八月采子及根。一云：盛冬生花、子，至次年春采之。

〔颂曰〕鸡舌香《唐本草》言其木似栗。《南越志》言是沉香花。《广志》言是草花蔓生，实熟贯之，可以香口。其说不定。今人皆以乳香中拣出木实似枣核者为之，坚顽枯燥，绝无气味，烧亦无香，用疗气与口臭则甚乖疏，不知缘何以为鸡舌也？京下老医言：鸡舌与丁香同种，其中最大者为鸡舌，即母丁香，疗口臭最良，治气亦效。葛稚川《百一方》：治暴气刺心痛，用鸡舌香酒服。又《抱朴子》书：以鸡舌、黄连、乳汁煎之，注目，治百疹之在目者皆愈，更加精明。古方治疮痈五香连翘汤用鸡舌香，而孙真人《千金方》无鸡舌，用丁香，似为一物也。其采花酿成香之说，绝无知音。

〔慎微曰〕沈存中《笔谈》云：予集灵苑方，据陈藏器拾遗，以鸡舌为丁香母。今考之尚不然，鸡舌即丁香也。《齐民要术》言鸡舌俗名丁子香。《日华子》言丁香治口气，与三省故事载汉时郎官口含鸡舌香，欲其奏事芬芳之说相合。及千金方五香汤用丁香无鸡舌，最为明验。《开宝》本草重出丁香，谬矣。今世以乳香中大如山茱萸者为鸡舌，略无气味，治疾殊乖。

〔承曰〕《嘉祐补注》及苏颂《图经》引诸书，以鸡舌为丁香。《抱朴子》言可注眼。但丁香恐不宜入眼，含之口中热臭不可近。乳香中所拣者，虽无气味，却无臭气，有淡利九窍之理。诸方用治小儿惊痫，亦欲其达九窍也。

〔敩曰〕丁香有雌、雄。雄者颗小；雌者大如山萸，更名母丁香，入药最胜。

〔时珍曰〕雄为丁香，雌为鸡舌，诸说甚明，独陈承所言甚为谬妄。不知乳香中所拣者，乃番枣核也，即无漏子之核，见果部。前人不知丁香即鸡舌，误以此物充之尔。干姜、焰硝尚可点眼，草果、阿魏番人以作食料，则丁香之点眼，噙口，又何害哉？

鸡舌香（《别录》）

【气味】

辛，微温，无毒。

〔时珍曰〕辛，温。

【主治】

风水毒肿，霍乱心痛，去恶热。（《别录》）

吹鼻，杀脑疳。入诸香中，令人身香。（甄权）

同姜汁，涂拔去白须孔中，即生黑者异常。（藏器）

丁香（《开宝》）

【气味】

辛，温，无毒。

〔时珍曰〕辛，热。

〔好古曰〕纯阳。入手太阴、足少阴、阳明经。

〔敩曰〕方中多用雌者，力大。膏煎中若用雄，须去丁，盖乳子发人背痈也。不可见火。畏郁金。

【主治】

温脾胃，止霍乱拥胀，风毒诸肿，齿疳蜃。能发诸香。（《开宝》）

风蜃骨槽劳臭，杀虫辟恶去邪，治奶头花，止五色毒痢。五痔。（李珣）

治口气冷气，冷劳反胃，鬼疰蛊毒，杀酒毒，消疿癖。疗肾气奔豚气，阴痛腹痛，壮阳，暖腰膝。（《大明》）

疗呕逆，甚验。（保升）

去胃寒，理元气。气血盛者勿服。（元素）

治虚哕，小儿吐泻，痘疮胃虚，灰白不发。（时珍）

【发明】

〔好古曰〕丁香与五味子、广茂同用，治奔豚之气。亦能泄肺，能补胃，大能疗肾。

〔宗奭曰〕《日华子》言丁香治口气，此正是御史所含之香也。治脾胃冷气不和甚良。母丁香气味尤佳。

〔震亨曰〕口居上，地气出焉。脾有郁火，溢入肺中，失其清和之意，而浊气上行，发为口气。若以丁香治之，是扬汤止沸尔。惟香薷治之甚捷。

〔时珍曰〕宋末太医陈文中，治小儿痘疮不光泽，不起发，或胀或泻，或渴或气促，表里俱虚之证。并用丁香散、异攻散，倍加丁香、官桂。甚者丁香三五十枚，官桂一二钱。亦有服之而愈者。此丹溪朱氏所谓立方之时，必运气在寒水司天之际，又值严冬郁遏阳气，故用大辛热之剂发之者也。若不分气血虚实寒热经络，一概骤用，其杀人也必矣。葛洪《抱朴子》云：凡百病在目者，以鸡舌香、黄连、乳汁煎注之，皆愈。此得辛散苦降养阴之妙。陈承言不可点眼者，盖不知此理也。

【附方】旧八，新十八。

暴心气痛鸡舌香末，酒服一钱。《肘后方》。

干霍乱痛不吐不下。丁香十四枚，

研末，以沸汤一升和之，顿服。不瘥
更作。孙思邈《千金方》。

小儿吐泻丁香、橘红等分，炼蜜
丸黄豆大。米汤化下。刘氏《小儿
方》。

小儿呕吐不止。丁香、生半夏各
一钱，姜汁浸一夜，晒干为末，姜汁
打面糊丸黍米大。量大小，用姜汤下。
全幼心鉴。

婴儿吐乳小儿百日晬内吐乳，或
粪青色。用年少妇人乳汁一盏，入丁
香十枚，陈皮去白一钱，石器煎一二
十沸，细细与服。陈文中《小儿方》。

小儿冷疳面黄腹大，食即吐者。
母丁香七枚，为末，乳汁和蒸三次，
姜汤服之。《卫生易简方》。

胃冷呕逆气厥不通。母丁香三个，
陈橘皮一块（去白焙），水煎，热服。
《十便良方》。

反胃吐食《袖珍方》：用母丁香
一两为末，以盐梅入捣和，丸芡子大。
每噙一丸。《圣惠方》：用母丁香、神
曲（炒）等分，为末。米饮服一钱。

朝食暮吐丁香十五个研末，甘蔗
汁、姜汁和，丸莲子大。噙咽之。
《摘玄方》。

反胃关格气噎不通。丁香、木香
各一两。每服四钱，水一盏半，煎一
盏。先以黄泥做成碗，滤药汁于内，

食前服。此方乃掾史吴安之传于都事
盖耘夫有效，试之果然。土碗取其助
脾也。《德生堂经验方》。

伤寒呕逆及哕逆不定。丁香一两，
干柿蒂（焙）一两，为末。每服一
钱，煎人参汤下。《简要济众方》。

毒肿入腹鸡舌香、青木香、薰陆
香、麝香各一两，水四升，煮二升，
分二服。《肘后方》。

食蟹致伤丁香末，姜汤服五分。
《证治要诀》。

妇人崩中昼夜不止。丁香二两，
酒二升，煎一升，分服。《梅师方》。

妇人产难母丁香三十六粒，滴乳
香三钱六分，为末，同活兔胆和杵千
下，丸作三十六丸。每服一丸，好酒
化下，立验。名如意丹。《颐真堂经
验方》。

妇人阴冷母丁香末，纱囊盛如指
大，纳入阴中，病即已。《本草衍
义》。

鼻中息肉丁香绵裹纳之。《圣惠
方》。

风牙宣露发歇口气。鸡舌香、射
干一两，麝香一分，为末，日揩。
《圣济总录》。

龋齿黑臭鸡舌香煮汁，含之。
《外台秘要》。

唇舌生疮鸡舌香末，绵裹含之。

《外台》。

乳头裂破丁香末，傅之。《梅师方》。

妒乳乳痛丁香末，水服方寸匕。《梅师方》。

痈疽恶肉丁香末傅之，外以膏药护之。《怪证奇方》。

桑蝎螫人丁香末，蜜调涂。《圣惠方》。

香衣辟汗丁香一两为末，川椒六十粒和之。绢袋盛佩，绝无汗气。《多能鄙事》。

丁皮

〔时珍曰〕即树皮也。似桂皮而厚。

【气味】

同香。

【主治】

齿痛。李珣心腹冷气诸病。方家用代丁香。（时珍）

枝

【主治】

一切冷气，心腹胀满，恶心，泄泻虚滑，水谷不消。用枝杖七斤，肉豆蔻（面煨）八斤，白面（炒）六

斤，甘草（炒）十一斤，炒盐中三斤，为末。日日点服。出《御药院方》。

根

【气味】

辛，热，有毒。

【主治】

风热毒肿。不入心腹之用。《开宝》。

樟（《拾遗》）

【释名】

〔时珍曰〕其木理多文章，故谓之樟。

【集解】

〔藏器曰〕江东舸船多用樟木。县名豫章，因木得名。

〔时珍曰〕西南处处山谷有之。木高丈余，小叶似楠而尖长，背有黄赤茸毛，四时不凋。夏开细花，结小子。木大者数抱，肌理细而错纵有文，宜于雕刻，气甚芬烈。豫、章乃二木名，一类二种也。豫即均樟，见下条。

樟材

【气味】

辛，温，无毒

【主治】

恶气中恶，心腹痛鬼疰，霍乱腹胀，宿食不消，常吐酸臭水，酒煮服，无药处用之。煎汤，浴脚气疥癣风痒。作履，除脚气。（藏器）

【发明】

〔时珍曰〕霍乱及干霍乱须吐者。以樟木屑煎浓汁吐之，甚良。又中恶、鬼气卒死者，以樟木烧烟熏之，待苏乃用药。此物辛烈香窜，能去湿气、辟邪恶故也。

【附方】新一。

手足痛风冷痛如虎咬者。用樟木屑一斗，急流水一石，煎极滚泡之，乘热安足于桶上熏之。以草荐围住，勿令汤气入目。其功甚捷，此家传经验方也。虞抟《医学正传》。

瘿节

【主治】

风疰鬼邪。时珍。

【附方】新一。

三木节散治风劳，面色青白，肢节沉重，脊间痛，或寒或热，或躁或嗔，思食不能食，被虫侵蚀；证状多端。天灵盖（酥炙，研）二两，牛黄、人中白（焙）各半两，麝香二钱，为末。别以樟木瘤节、皂荚木瘤节、槐木瘤节各为末五两，每以三钱，水一盏，煎半盏，去滓，调前末一钱，五更顿服，取下虫物为妙。《圣惠方》。

安息香 （唐《本草》）

【释名】

〔时珍曰〕此香辟恶，安息诸邪，故名。或云：安息，国名也。梵书谓之拙贝萝香。

【集解】

〔恭曰〕安息香出西戎。状如松脂，黄黑色，为块。新者亦柔韧。

〔珣曰〕生南海波斯国，树中脂也，状若桃胶，秋月采之。

〔禹锡曰〕按段成式《酉阳杂俎》云：安息香树出波斯国，呼为辟邪树。长二三丈，皮色黄黑。叶有四角，经寒不凋。二月开花黄色，花心微碧。不结实。刻其树皮，其胶如饴，名安息香，六七月坚凝乃取之。烧之，通神，辟众恶。

〔时珍曰〕今安南、三佛齐诸番

皆有之。《一统志》云：树如苦楝，大而且直。叶似羊桃而长。木心有脂作香。叶廷珪《香录》云：此乃树脂，形色类胡桃瓤，不宜于烧，而能发众香，故人取以和香。今人和香有如饧者，谓之安息油。机曰：或言烧之能集鼠者为真。

【气味】

辛、苦，平，无毒。

【主治】

心腹恶气，鬼疰。(《唐本》)

邪气魍魉，鬼胎血邪，辟蛊毒，霍乱风痛，男子遗精，暖肾气，妇人血噤，并产后血晕。(《大明》)

妇人夜梦鬼交，同臭黄烧熏丹穴，永断。(李珣)

烧之，去鬼来神。(萧炳)

治中恶魇寐，劳瘵传尸。(时珍)

【附方】新四。

卒然心痛或经年频发。安息香研末，沸汤服半钱。《危氏得效方》。

小儿肚痛曲脚而啼。安息香丸：用安息香酒蒸成膏。沉香、木香、丁香、霍香、八角茴香各三钱，香附子、缩砂仁、炙甘草各五钱，为末。以膏和，炼蜜丸芡子大。每服一丸，紫苏汤化下。《全幼心鉴》。

小儿惊邪安息香一豆许，烧之自除。奇效良方。

历节风痛用精猪肉四两切片，裹安息香二两，以瓶盛灰，大火上着一铜版片隔之，安香于上烧之，以瓶口对痛处熏之，勿令透气。《圣惠方》。

樟　脑(《纲目》)

【释名】

韶脑

【集解】

〔时珍曰〕樟脑出韶州、漳州。状似龙脑，白色如雪，樟树脂膏也。胡演《升炼方》云：煎樟脑法：用樟木新者切片，以井水浸三日三夜，入锅煎之，柳木频搅。待汁减半，柳上有白霜，即滤去滓，倾汁入瓦盆内。经宿，自然结成块也。他处虽有樟木，不解取脑。又炼樟脑法：用铜盆，以陈壁土为粉糁之，却糁樟脑一重，又糁壁土，如此四五重。以薄荷安土上，再用一盆覆之，黄泥封固，于火上款款炙之。须以意度之，不可太过、不及。勿令走气。候冷取出，则脑皆升于上盆。如此升两三次，可充片脑也。

【修治】

〔时珍曰〕凡用，每一两以二碗合住，湿纸糊口，文武火熁之。半时许取出，冷定用。又法：每一两，用黄连、薄荷六钱、白芷、细辛四钱、荆芥、密蒙花二钱，当归、槐花一钱。以新土碗铺杉木片于底，安药在上，入水半盏，洒脑于上，再以一碗合住，糊口，安火煨之。待水干取开，其脑自升于上。以翎扫下，形似松脂，可入风热眼药。人亦多以乱片脑，不可不辨。

【气味】

辛，热，无毒。

【主治】

通关窍，利滞气，治中恶邪气，霍乱心腹痛，寒湿脚气，疥癣风瘙，龋齿，杀虫辟蠹。着鞋中，去脚气。（时珍）

【发明】

〔时珍曰〕樟脑纯阳，与焰硝同性，水中生火，其焰益炽。今丹炉及烟火家多用之。辛热香窜，禀龙火之气，去湿杀虫，此其所长。故烧烟熏衣筐席簟，能辟壁虱、虫蛀。李石《续博物志》云：脚弱病人，用杉木为桶濯足，排樟脑于两股间，用帛绷定，月余甚妙。玉玺《医林集要》方：治脚气肿痛。用樟脑二两，乌头三两，为末，醋糊丸弹子大。每置一丸于足心踏之，下以微火烘之，衣被围覆，汗出如涎为效。

【附方】 新三。

小儿秃疮 韶脑一钱，花椒二钱，脂麻二两，为末。以退猪汤洗后，搽之。《简便方》。

牙齿虫痛 《普济方》：用韶脑、朱砂等分，擦之神效。余居士《选奇方》：用樟脑、黄丹、肥皂（去皮核）等分，研匀蜜丸。塞孔中。

芦 荟 （宋《开宝》）

【校正】

自草部移入此。

【释名】

奴会 开宝

讷会 拾遗

象胆

〔时珍曰〕名义未详。

〔藏器曰〕俗呼为象胆，以其味苦如胆也。

【集解】

〔珣曰〕芦荟生波斯国。状似黑饧，乃树脂也。

〔颂曰〕今惟广州有来者。其木生山野中，滴脂泪而成。采之不拘时月。

〔时珍曰〕芦荟原在草部。《药谱》及《图经》所状，皆言是木脂。而《一统志》云：爪哇、三佛齐诸国所出者，乃草属，状如鲨尾，采之以玉器捣成膏。与前说不同，何哉？岂亦木质草形乎？

【气味】

苦，寒，无毒。

【主治】

热风烦闷，胸膈间热气，明目镇心，小儿癫痫惊风，疗五疳，杀三虫及痔病疮瘘。解巴豆毒。（《开宝》）

主小儿诸疳热。（李珣）

单用，杀疳蛔。吹鼻，杀脑疳，除鼻痒。（甄权）

研末，傅蟨齿甚妙，治湿癣出黄汁。（苏颂）

【发明】

〔时珍曰〕芦荟，乃厥阴经药也。其功专于杀虫清热。已上诸病，皆热与虫所生故也。

〔颂曰〕唐·刘禹锡《传信方》云：予少年曾患癣，初在颈项间，后延上左耳。遂成湿疮浸淫。用斑蝥、狗胆、桃根诸药，徒令蜇蠚，其疮转盛。偶于楚州，卖药人教用卢会一两，炙甘草半两，研末，先以温浆水洗癣，拭净傅之，立干便瘥。真神奇也。

【附方】 新一。

小儿脾疳芦荟、使君子等分，为末。每米饮服一二钱。《卫生易简方》。

第三十三卷　木部（二）

杜　仲（《本经》上品）

【释名】

思仲（《别录》）

思仙（《本经》）

木绵（《吴普》）

檰

〔时珍曰〕昔有杜仲服此得道，因以名之。思仲、思仙，皆由此义。其皮中有银丝如绵，故曰木绵。其子名逐折，与厚朴子同名。

【集解】

〔《别录》曰〕杜仲生上虞山谷及上党、汉中。二月、五月、六月、九月采皮。

〔弘景曰〕上虞在豫州，虞、虢之虞，非会稽上虞县也。今用出建平、宜都者。状如厚朴，折之多白丝者为佳。

〔保昇曰〕生深山大谷，所在有

之。树高数丈，叶似辛夷。

〔颂曰〕今出商州、成州、峡州近处大山中。叶亦类柘，其皮折之白丝相连。江南谓之檰，初生嫩叶时可食，谓之木绵芽。花、实苦涩，亦堪入药。木可作履，益脚。

皮

【修治】

〔敩曰〕凡使削去粗皮。每一斤，用酥一两，蜜三两，和涂火炙，以尽为度。细锉用。

【气味】

辛，平，无毒。

〔《别录》曰〕甘，温。

〔权曰〕苦，暖。

〔元素曰〕性温，味辛、甘。气味俱薄，沉而降，阴也。

〔杲曰〕阳也，降也。

〔好古曰〕肝经气分药也。

〔之才曰〕恶玄参、蛇蜕皮。

【主治】

腰膝痛，补中益精气，坚筋骨，强志，除阴下痒湿，小便余沥。久服，轻身耐老。（《本经》）

脚中酸疼，不欲践地。（《别录》）

治肾劳，腰脊挛。（《大明》）

肾冷，䐴腰痛，人虚而身强直，风也。腰不利，加而用之。（甄权）

能使筋骨相着。（李杲）

润肝燥，补肝经风虚。（好古）

【发明】

〔时珍曰〕杜仲古方只知滋肾，惟王好古言是肝经气分药，润肝燥，补肝虚，发昔人所未发也。盖肝主筋，肾主骨。肾充则骨强，肝充则筋健。屈伸利用，皆属于筋。杜仲色紫而润，味甘微辛，其气温平。甘温能补，微辛能润。故能入肝而补肾，子能令母实也。按庞元英谈薮：一少年新娶，后得脚软病，且疼甚。医作脚气治不效。路钤孙琳诊之。用杜仲一味，寸断片拆。每以一两，用半酒、半水一大盏煎服。三日能行，又三日全愈。琳曰：此乃肾虚，非脚气也。杜仲能治腰膝痛，以酒行之，则为效容易矣。

【附方】 旧三，新三。

青娥丸 方见补骨脂下。

肾虚腰痛 崔元亮《海上集验》方：用杜仲去皮炙黄一大斤，分作十剂。每夜取一剂，以水一大升，浸至五更，煎三分减一，取汁，以羊肾三四枚切下，再煮三五沸，如作羹法，和以椒、盐，空腹顿服。《圣惠方》：入薤白七茎。《箧中方》：加五味子半斤。

风冷伤肾 腰背虚痛。杜仲一斤切炒，酒二升，渍十日，日服三合。此陶隐居得效方也。《三因方》：为末，每旦以温酒服二钱。

病后虚汗 及目中流汗。杜仲、牡蛎等分，为末。卧时水服五匕，不止更服。《肘后方》。

频惯堕胎 或三四月即堕者。于两月前，以杜仲八两（糯米煎汤浸透，炒去丝），续断二两（酒浸焙干）为末，以山药五六两，为末作糊，丸梧子大。每服五十丸，空心米饮下。（《肘后方》：用杜仲焙研，枣肉为丸。糯米饮下。）杨起《简便方》。

产后诸疾 及胎脏不安。杜仲去皮，瓦上焙干，木臼捣末，煮枣肉和，丸弹子大。每服一丸，糯米饮下，日二服。《胜金方》。

木绵芽

【气味】

缺。

【主治】

作蔬，去风毒脚气，久积风冷，肠痔下血。亦可煎汤。（苏颂）

槐（《本经》上品）

【校正】

并入嘉祐槐花、槐胶。

【释名】

櫰（音怀）

〔时珍曰〕按《周礼》外朝之法，面三槐，三公位焉。吴澄注云：槐之言怀也，怀来人于此也。王安石释云：槐黄、中怀其美，故三公位之。《春秋元命包》云：槐之言归也。古者树槐，听讼其下，使情归实也。

【集解】

〔《别录》曰〕槐实生河南平泽。可作神烛。

〔颂曰〕今处处有之。其木有极高大者。按《尔雅》槐有数种：叶大而黑者名櫰槐，昼合夜开者名守宫槐，叶细而青绿者但谓之槐，其功用不言有别。四月、五月开黄花，六月、七月结实。七月七日采嫩实，捣汁作煎。十月采老实入药。皮、根采无时。医家用之最多。

〔时珍曰〕槐之生也，季春五日

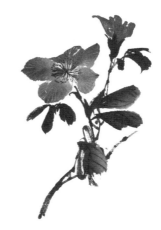

而兔目，十日而鼠耳，更旬而始规，二旬而叶成。初生嫩芽可炸熟，水淘过食，亦可作饮代茶。或采槐子种畦中，采苗食之亦良。其木材坚重，有青黄白黑色。其花未开时，状如米粒，炒过煎水染黄甚鲜。其实作荚连珠，中有黑子，以子连多者为好。《周礼》：秋取槐、檀之火。《淮南子》：老槐生火。《天玄主物簿》云：老槐生丹。槐之神异如此。

〔藏器曰〕子上房，七月收之，堪染皂。

槐实

【修治】

〔斆曰〕凡采得，去单子并五子者，只取两子、三子者，以铜锤锤破，用乌牛乳浸一宿，蒸过用。

【气味】

苦，寒，无毒。

〔《别录》曰〕酸、咸。

〔之才曰〕景天为之使。

【主治】

五内邪气热，止涎唾，补绝伤，火疮，妇人乳瘕，子藏急痛。（《本经》）

久服，明目益气，头不白，延年。治五痔疮瘘，以七月七日取之，捣汁铜器盛之，日煎令可，丸如鼠屎，纳窍中，日三易乃愈。又堕胎。（《别录》）

治大热难产。（甄权）

杀虫去风。合房阴干煮饮，明目，除热泪，头脑心胸间热风烦闷，风眩欲倒，心头吐涎如醉，漾漾如船车上者。（藏器）

治丈夫、女人阴疮湿痒。催生，吞七粒。（《大明》）

疏导风热。（宗奭）

治口齿风，凉大肠，润肝燥。（李杲）

【发明】

〔好古曰〕槐实纯阴，肝经气分药也。治证与桃仁同。

〔弘景曰〕槐子以十月巳日采相连多者，新盆盛，合泥百日，皮烂为水，核如大豆。服之令脑满，发不白而长生。

〔颂曰〕折嫩房角作汤代茗，主头风，明目补脑。水吞黑子，以变白发。扁鹊明目使发不落法：十月上巳日，取槐子去皮，纳新瓶中，封口二七日。初服一枚，再服二枚，日加一枚。至十日，又从一枚起，终而复始。令人可夜读书，延年益气力，大良。

〔时珍曰〕按《太清草木方》云：槐者虚星之精。十月上巳日采子取之，去百病，长生通神。梁书言庾肩吾常服槐实，年七十余，发鬓皆黑，目看细字，亦其验也。古方以子入冬月牛胆中渍之，阴干百日，每食后吞一枚。云久服明目通神，白发还黑。有痔及下血者，尤宜服之。

【附方】旧一，新四。

槐角丸 治五种肠风泻血。粪前有血名外痔，粪后有血名内痔，大肠不收名脱肛，谷道四面弩肉如奶名举痔，头上有孔名瘘疮，内有虫名虫痔，并皆治之。槐角（去梗，炒）一两，地榆、当归（酒焙）、防风、黄芩、枳壳（麸炒）各半两，为末，酒糊丸梧子大。每服五十丸，米饮下。《和剂局方》。

大肠脱肛 槐角、槐花各等分，炒为末。用羊血蘸药，炙熟食之，以酒送下。猪腰子（去皮）蘸炙亦可。

《百一选方》。

内痔外痔许仁则方：用槐角子一斗，捣汁晒稠，取地磨为末，同煎，丸梧子大。每饮服十丸。兼作挺子，纳下部。或以苦参末代地胆亦可。《外台秘要》。

目热昏暗槐子、黄连二两，为末，蜜丸梧子大。每浆水下二十丸，日二服。《圣济总录》。

大热心闷槐子烧末，酒服方寸匕。《千金方》。

槐花

【修治】

〔宗奭曰〕未开时采收，陈久者良，入药炒用。染家以水煮一沸出之，其稠滓为饼，染色更鲜也。

【气味】

苦，平，无毒。

〔元素曰〕味厚气薄，纯阴也。

【主治】

五痔，心痛眼赤，杀腹脏虫，及皮肤风热，肠风泻血，赤白痢，并炒研服。（《大明》）

凉大肠。（元素）

炒香频嚼，治失音及喉痹，又疗吐血衄，崩中漏下。（时珍）

【发明】

〔时珍曰〕槐花味苦、色黄、气凉，阳明、厥阴血分药也。故所主之病，多属二经。

【附方】旧一，新二十。

衄血不止槐花、乌贼鱼骨等分，半生半炒为末。吹之。《普济方》。

舌衄出血槐花末，傅之即止。《朱氏集验》。

吐血不止槐花烧存性，入麝香少许研匀，糯米饮下三钱。《普济方》。

咯血唾血槐花炒研。每服三钱，糯米饮下。仰卧一时取效。《朱氏》。

小便尿血槐花（炒）、郁金（煨）各一两，为末。每服二钱，淡豉汤下，立效。《篋中秘密方》。

大肠下血《经验方》：用槐花、荆芥穗等分，为末。酒服一钱匕。《集简方》：用柏叶三钱，槐花六钱，煎汤日服。《袖珍》：用槐花、枳壳等分，炒存性为末。新汲水服二钱。

暴热下血生猪脏一条，洗净控干，以炒槐花末填满扎定，米醋砂锅内煮烂，捣丸弹子大，日干。每服一丸，空心当归煎酒化下。《永类钤方》。

酒毒下血槐花（半生半炒）一两，山卮子（焙）五钱，为末。新汲水服二钱。《经验良方》。

脏毒下血新槐花炒研，酒服三钱，日三服。或用槐白皮煎汤服。《普济方》。

妇人漏血不止。槐花烧存性，研。每服二三钱，食前温酒下。《圣惠方》。

血崩不止槐花三两，黄芩二两，为末。每服半两，酒一碗，铜秤锤一枚，桑紫火烧红，浸入酒内，调服。忌口。《乾坤秘韫》。

中风失音炒槐花，三更后仰卧嚼咽。《危氏得效方》。

痈疽发背凡人中热毒，眼花头晕，口干舌苦，心惊背热，四肢麻木，觉有红晕在背后者。即取槐花子一大抄，铁杓炒褐色，以好酒一碗汗之。乘热饮酒，一汗即愈。如未退，再炒一服，极效。纵成脓者，亦无不愈。彭幸庵云：此方三十年屡效者。刘松石《保寿堂方》。

杨梅毒疮乃阳明积热所生。槐花四两略炒，入酒二盏，煎十余沸，热服。胃虚寒者勿用。《集简方》。

外痔长寸用槐花煎汤，频洗并服之。数日自缩。《集简方》。

疔疮肿毒一切痈疽发背，不问已成未成，但焮痛者皆治。槐花（微炒）、核桃仁二两，无灰酒一锺，煎十余沸，热服。未成者二三服，已成者一二服见效。《医方摘要》。

发背散血槐花、绿豆粉各一升，同炒象牙色，研末。用细茶一两，煎一碗，露一夜，调末三钱傅之，留头。勿犯妇人手。《摄生妙用方》。

下血血崩槐花一两，棕灰五钱，盐一钱，水三锺，煎减半服。《摘玄方》。

白带不止槐花（炒）、牡蛎（煅）等分，为末。每酒服三钱，取效。同上。

叶

【气味】

苦，平，无毒。

【主治】

煎汤，治小儿惊痫壮热，疥癣及丁肿。皮、茎同用。（《大明》）

邪气产难绝伤，及瘾疹牙齿诸风，采嫩叶食。（孟诜）

【附方】旧二，新一。

霍乱烦闷槐叶、桑叶各一钱，炙甘草三分，水煎服之。《圣惠方》。

肠风痔疾用槐叶一斤，蒸熟晒干研末，煎饮代茶。久服明目。《食医心镜》。

鼻气窒塞以水五升煮槐叶，取三升，下葱、豉调和再煎、饮。《千金方》。

枝

【气味】

同叶。

【主治】

洗疮及阴囊下湿痒。八月断大枝，候生嫩蘖。煮汁酿酒，疗大风痿痹甚效。（《别录》）

炮热，熨蝎毒。（恭）

青枝烧沥，涂癣。煅黑，揩牙去虫，煎汤，洗痔核。（颂）

烧灰，沐头长发。（藏器）

治赤目、崩漏。（时珍）

【发明】

〔颂曰〕刘禹锡《传信方》，著磢州王及郎中槐汤灸痔法甚详。以槐枝浓煎汤先洗痔，便以艾灸其上七壮，以知为度。王及素有痔疾，充西川安抚使判官，乘骡入骆谷，其痔大作，状如胡瓜，热气如火，至驿僵仆。邮吏用此法灸至三五壮，忽觉热气一道入肠中，因大转泻，先血后秽，其痛甚楚。泻后遂失胡瓜所在，登骡而驰矣。

【附方】 旧五，新一。

风热牙痛 槐枝烧热烙之。《圣惠方》。

胎赤风眼 槐木枝如马鞭大，长二尺，作二段齐头。麻油一匙，置铜钵中。晨使童子一人，以其木研之，至暝乃止。令仰卧，以涂目，日三度瘥。

九种心痛 当太岁上取新生槐枝一握，去两头，用水三大升，煎取一升，顿服。《千金》。

崩中赤白 不问远近。取槐枝烧灰，食前酒下方寸匕，日二服。《深师方》。

胎动欲产 日月未足者。取槐树东引枝，令孕妇手把之，即易生。《子母秘录》。

阴疮湿痒 槐树北面不见日枝，煎水洗三五遍。冷再暖之。孟诜《必效方》。

木皮　根白皮

【气味】

苦，平，无毒。

【主治】

烂疮，喉痹寒热。（《别录》）

煮汁，淋阴囊坠肿气痛。煮浆水，漱口齿风疳䘌血。（甄权）

治中风皮肤不仁，浴男子阴疝卵肿，浸洗五痔，一切恶疮，妇人产门痒痛，及汤火疮。煎膏，止痛长肉，消痈肿。（《大明》）

煮汁服，治下血。（苏颂）

【附方】旧四，新二。

中风身直不得屈申反复者。取槐皮黄白者切之，以酒或水六升，煮取二升，稍稍服之。《肘后方》。

破伤中风避阴槐枝上皮，旋刻一片，安伤处，用艾灸皮上百壮。不痛者灸至痛，痛者灸至不痛，用火摩之。《普济》。

风虫牙痛槐树白皮一握切，以酪一升煮，去滓，入盐少许，含漱。《广济方》。

阴下湿痒槐白皮炒，煎水日洗。《生生方》。

痔疮有虫作痒，或下脓血。多取槐白皮浓煮汁，先熏后洗。良久欲大便，当有虫出，不过三度即愈。仍以皮为末，绵裹纳下部中。《梅师方》。

蠼螋恶疮槐白皮醋浸半日，洗之。孙真人《千金翼》。

槐胶

【气味】

苦，寒，无毒。

【主治】

一切风，化涎，肝脏风，筋脉抽掣，及急风口噤，或四肢不收顽痹，或毒风周身如虫行，或破伤风，口眼偏斜，腰脊强硬。任作汤、散、丸、煎，杂诸药用之。亦可水煮和药为丸。（嘉祐）

煨热，绵裹塞耳，治风热聋闭。（时珍）

槐耳（风菜部木耳）

檀（《拾遗》）

【释名】

〔时珍曰〕朱子云：檀，善木也。其字从亶以此。亶者善也。

【集解】

〔藏器曰〕按苏恭言：檀似秦皮。其叶堪为饮。树体细，堪作斧柯。至夏有不生者，忽然叶开，当有大水。农人候之以占水旱，号为水檀。又有一种叶如檀，高五六尺，生高原，四月开花正紫，亦名檀树，其根如葛。

〔颂曰〕江淮、河朔山中皆有之。亦檀香类，但不香尔。

〔时珍曰〕檀有黄、白二种，叶皆如槐，皮青而泽，肌细而腻，体重而坚，状与梓榆、荚蒾相似。故俚语云：斫檀不谛得荚蒾，荚蒾尚可得驳马。驳马，梓榆也。又名六驳，皮色青白，多癣驳也。檀木宜杵、楤、锤器之用。

皮及根皮

【气味】

辛，平，有小毒。

【主治】

皮和榆皮为粉食，可断谷救荒。根皮：涂疮疥，杀虫。（藏器）

白　杨（《唐本草》）

【释名】

独摇

〔宗奭曰〕木身似杨微白，故曰白杨，非如粉之白也。

〔时珍曰〕郑樵《通志》言白杨一名高飞，与栘杨同名。今俗通呼栘杨为白杨，且白杨亦因风独摇，故得同名也。

【集解】

〔恭曰〕白杨取叶圆大，蒂小，无风自动者。

〔藏器曰〕白杨北土极多，人种墟墓间，树大皮白。其无风自动者，乃栘杨，非白杨也。

〔颂曰〕今处处有之，北土尤多。株甚高大，叶圆如梨叶，皮白色，木似杨，采无时。崔豹《古今注》云："白杨叶圆，青杨叶长"是也。

〔宗奭曰〕陕西甚多，永、耀间居人修盖，多此木也。其根不时碎札入土即生根，故易繁植，土地所宜尔。风才至，叶如大雨声。谓无风自动，则无此事。但风微时，其叶孤绝处，则往往独摇，以其蒂长，叶重大，势使然也。

〔时珍曰〕白杨木高大。叶圆似梨而肥大有尖，面青而光，背甚白色，有锯齿。木肌细白，性坚直，用为梁栱，终不挠曲。与栘杨乃一类二种也，治病之功，大抵仿佛。嫩叶亦可救荒，老叶可作酒曲料。

木皮

【修治】

〔斅曰〕凡使，铜刀刮去粗皮蒸之，从巳至未。以布袋盛，挂屋东角，待干用。

【气味】

苦，寒，无毒。

〔《大明》曰〕酸，冷。

【主治】

毒风脚气肿，四肢缓弱不随，毒气游易在皮肤中，痰癖等，酒渍服之。《唐本》

去风痹宿血，折伤，血沥在骨肉间，痛不可忍，及皮肤风瘙肿，杂五

木为汤，浸损处。（藏器）

治扑损淤血，并煎酒服。煎膏，可续筋骨。（《大明》）

煎汤日饮，止孕痢。煎醋含漱，止牙痛。煎浆水入盐含漱，治口疮。煎水酿酒，消瘿气。（时珍）

【附方】旧一，新一。

妊娠下痢白杨皮一斤，水一斗，煮取二升，分三服。《千金方》。

项下瘿气秫米三斗炊熟，取圆叶白杨皮十两，勿令见风，切，水五升，煮取二升，渍曲末五两，如常酿酒。每旦一盏，日再服。《崔氏方》。

枝

【主治】

消腹痛，治吻疮。（时珍）

【附方】旧二，新一。

口吻烂疮白杨嫩枝，铁上烧灰，和脂傅之。《外台秘要》。

腹满癖坚如石，积年不损者。必效方：用白杨木东枝去粗皮。辟风细锉五升，熬黄，以酒五升淋讫，用绢袋盛滓，还纳酒中，密封再宿。每服一合，日三服。《外台秘要》。

面色不白白杨皮十八两，桃花一两，白瓜子仁三两，为末。每服方寸匕，日三服。五十日，面及手足皆白。

《圣济总录》。

叶

【主治】

龋齿，煎水含漱。又治骨疽久发，骨从中出，频捣傅之。（时珍）

榆（俞、由二音《本经》上品）

【释名】

零榆（《本经》）

白者名（枌）

〔时珍曰〕按王安石《字说》云：榆沴俞柔，故谓之榆。其枌则有分之之道，故谓之枌。其荚飘零，故曰零榆。

【集解】

〔《别录》曰〕榆皮生颍川山谷。二月采皮，取白暴干。八月采实。并勿令中湿，湿则伤人。

〔弘景曰〕此即今之榆树，取皮刮去上赤皮，亦可临时用之，性至滑利。初生荚仁，以作糜羹，令人多睡，嵇康所谓"榆令人瞑"也。

〔恭曰〕榆三月实熟，寻即落矣。今云八月采实，恐误也。

〔藏器曰〕江东无大榆。有刺榆，秋实。故《经》云"八月采"者，误也。刺榆，皮不滑利。

〔颂曰〕榆处处有之。三月生荚。古人采仁以为糜羹，今无复食者，惟用陈老实作酱耳。按《尔雅疏》云：榆类有数十种，叶皆相似，但皮及木理有异耳。刺榆有针刺如柘，其叶如榆，沦为蔬羹，滑于白榆，即《尔雅》所谓"枢、荎"，《诗经》所谓"山有枢"是也。白榆先生叶，却着荚，皮白色，二月剥皮，刮去粗皴，中极滑白，即《尔雅》所谓"榆、白枌"是也。荒岁农人取皮为粉，食之当粮，不损人。四月采实。

〔宗奭曰〕榆皮，初春先生荚者是也。嫩时收贮为羹茹。嘉祐中，丰沛人缺食多用之。

〔时珍曰〕邢昺《尔雅疏》云：榆有数十种，今人不能尽别，惟知荚榆、白榆、刺榆、榔榆数者而已。荚榆、白榆皆大榆也。有赤、白二种。白者名枌，其木甚高大。未生叶时，枝条间先生榆荚，形状似钱而小，色白成串，俗呼榆钱。后方生叶，似山茱萸叶而长，尖觜润泽。嫩叶炸，浸淘过可食。故内则云：堇、荁、枌、榆、免、薧、滫瀡以滑之。三月采榆钱可作羹，亦可收至冬酿酒，瀹过晒干可为酱，即榆仁酱也。崔寔《月令》谓之酴酶（音牟偷）者，是也。

山榆之荚名芜荑，与此相近，但味稍苦耳。诸榆性皆扇地，故其下五谷不植。古人春取榆火。今人采其白皮为榆面，水调和香剂，粘滑胜于胶漆。

〔承曰〕榆皮湿捣如糊，用粘瓦石极有力。汴洛人以石为碓嘴，用此胶之。

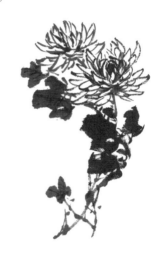

白皮

【气味】

甘，平，滑利，无毒。

【主治】

大小便不通，利水道，除邪气。久服，断谷轻身不饥。其实尤良。（《本经》）

疗肠胃邪热气，消肿，治小儿头疮痂疕。（《别录》）

通经脉。捣涎，傅癣疮。（《大

明》）

滑胎，利五淋，治齁喘，疗不眠。
（甄权）

生皮捣，和三年醋渣。封暴患赤肿，女人妒乳肿，日六七易，效。
（孟诜）

利窍，渗湿热，行津液，消痈肿。
（时珍）

【发明】

〔诜曰〕高昌人多捣白皮为末，和菹食甚美，令人能食。仙家长服，服丹石人亦服之，取利关节故也。

〔时珍曰〕榆皮、榆叶，性皆滑利下降，手足太阳、手阳明经药也。故大小便不通，五淋肿满，喘嗽不眠，经脉胎产诸证宜之。《本草十剂》云：滑可去著，冬葵子、榆白皮之属。盖亦取其利窍渗湿热，消留著有形之物尔。气盛而壅者宜之。若胃寒而虚者，久服渗利，恐泄真气。《本经》所谓"久服轻身不饥"，苏颂所谓"榆粉多食不损人"者，恐非确论也。

【附方】 旧九，新九。

断谷不饥 榆皮、檀皮为末，日服数合。《救荒本草》。

舅衄不止 榆白皮阴干焙为末。每日旦夜用水五合，末二钱，煎如胶，服。《食疗本草》。

久嗽欲死 许明则《有效方》：用

厚榆皮削如指大，长尺余，纳喉中频出入，当吐脓血而愈。《古今录验》。

虚劳白浊 榆白皮二升，水二斗，煮取五升，分五服。《千金方》。

小便气淋 榆枝、石燕子煎水，日服。《普济方》。

五淋涩痛 榆白皮阴干焙研。每以二钱，水五合，煎如胶，日二服。《普济方》。

渴而尿多 非淋也。用榆皮二片，去黑皮，以水一斗，煮取五升，一服三合，日三服。《外台秘要》。

身体暴肿 榆皮捣末，同米作粥食之。小便良。《备急方》。

临月易产 榆皮焙为末。临月，日三服方寸匕，令产极易。陈承《本草别说》。

堕胎下血 不止。榆白皮、当归（焙）各半两，入生姜，水煎服之。《普济方》。

胎死腹中 或母病欲下胎。榆白皮煮汁，服二升。《子母秘录》。

身首生疮 榆白皮末，油和涂之，虫当出。《子母秘录》。

火灼烂疮 榆白皮嚼涂之。《千金髓》。

五色丹毒 俗名游肿，犯者多死，不可轻视。以榆白皮末，鸡子白和，涂之。《千金方》。

小儿虫疮榆皮末和猪脂涂绵上，覆之。虫出立差。《千金方》。

痈疽发背榆根白皮切，清水洗，捣极烂，和香油傅之，留头出气。燥则以苦茶频润，不粘更换新者。将愈，以桑叶嚼烂，随大小贴之，口合乃止。神效。《救急方》。

小儿瘰疬榧白皮生捣如泥，封之。频易。《必效方》。

小儿秃疮醋和榆白皮末涂之，虫当出。《产乳方》。

叶

【气味】

同上。

【主治】

嫩叶作羹及炸食，消水肿，利小便，下石淋，压丹石。（藏器）

〔时珍曰〕暴干为末，淡盐水拌，或炙或晒干，拌菜食之，亦辛滑下水气。

煎汁，洗酒皻鼻。同酸枣仁等分蜜丸，日服，治胆热虚劳不眠。（时珍）

花

【主治】

小儿痫，小便不利，伤热。《别录》

荚仁

【气味】

微辛，平，无毒。

【主治】

作糜羹食，令人多睡。（弘景）

主妇人带下，和牛肉作羹食。（藏器）

子酱：似芜荑，能助肺，杀诸虫，下气，令人能食，消心腹间恶气，卒心痛，涂诸疮癣，以陈者良。（孟诜）

榆耳见木耳。